향기파동치유요법

아로마테라피

CONTENTS

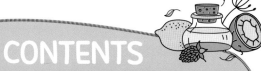

여는 글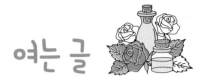

 인류의 시작 이래로 인간은 자연의 법칙에 적응하며 자연스럽게 식물과 자연친화적 관계를 이어왔다. 태초의 인간들이 자연에 순응하며 살아가기 위한 제일 첫 번째 문제가 배고픔을 충족시키는 문제였을 것이다. 그러다보니 주위의 식물들을 이용하는 법을 알게 되고 그 식물들이 인간에게 해가 되는지 득이 되는지 파악하기 위해 식용으로 먹어보다가 치유되는 경우가 있었을 것이다. 이러한 상태에서 인간은 식물을 먹는 것에서 더 나아가 몸에 바르거나 모양을 그려서 이성에 대한 매력을 발산하여 종족보존을 해왔을 것이다. 이렇듯 인간생활에서 자연스럽게 식물을 이용한 방법이 전해져 내려왔으며, 지금의 과학이 좀 더 체계적인 방법으로 발전시켜 인간의 삶을 더 풍성하게 만들어 가고 있는 실정이다.

 아로마테라피(Aroma Therapy)란 새로 생긴 단어가 아니고 하나의 총체적인 개념을 지닌 합성어이다. 아로마란 향, 또는 향기의 뜻을 지닌 말이고 테라피란 관리, 치유, 요법 등의 의미를 지닌다. 그래서 아로마테라피란 향을 이용한 치유방법, 방향요법이라 할 수 있으며 향의 종류로는 식물향, 동물향과 같은 천연향이 있으며, 천연물로부터 분리시킨 유리향, 합성향으로 나눌수 있다.

 아로마테라피는 천연식물의 향을 말하며 식물의 잎, 줄기, 뿌리, 열매, 과피 등에서 추출한 정유를 이용해 인간의 신체적, 정신적, 심리적으로 건강을 유지시켜주고 육체적, 정신적으로 동일하고 안정적인 상태를 유지하도록 해주는 방법이다.

이러한 향기요법은 우리 인체의 정신계, 면역계, 내분비계 등을 상호보완적으로 조절하여 인체의 항상성을 유지시켜 준다.

현재 세계적으로 다시 아로마테라피가 부각 되는 것은 현대사회가 복잡해지고 산업화가 되면서 인간의 정신적 스트레스, 육체적 피로가 가중되고 이에 대한 인위적인 치유방법으로는 한계에 도달하다 보니 다시 자연친화적인 방법이 부각되어지고 있다.

현대시대의 여러 정황상 사람들의 육체적인, 정신적인 부분에 많은 문제점들이 부각되고 있고, 특히 최근 들어 비대면 시대를 경험하면서 정신적인 문제에 많은 어려움을 겪고 있다. 이런 문제를 해결하기 위해서는 마음의 여유와 평안을 가지는 것이 중요한데, 향기요법이 이러한 문제를 해결하는데 조금이나마 도움이 될 수 있을 것이라 생각된다. 향기요법을 활용하여 감정 상태를 조절하고, 분위기를 바꿈으로써 스스로를 컨트롤 하여 호르몬의 균형이 잘 잡는다면 즐거운 삶을 영위할 수 있을 것으로 본다.

2020. 10. 10

생명과학연구소에서   김 동 하

Chapter 01

통합의학(統合醫學)

🥣 대체의학의 역사 및 정의

'대체의학(Alternative Medicine)'이라는 용어 자체는 매우 서양의학 중심적인 사고에서 출발했다. 자기중심적인 서구인들의 판단에서, 정통 서양의학이 아닌 의학의 개념들과 각 민족의 고유의 전통의학들을 모두 합쳐 대체의학, 또는 '보완의학(Complementary Medicine)'이라고 정의되었다. 또한 치유 방법의 특징이 사람의 전체를 보면서 치료하기 때문에 '전인의학(全人醫學, Wholistic or Holistic medicine)', 인간의 질병을 자연의 치유능력에 맞추어 조율해 주고 복원시켜주는 의학이라는 의미로 '자연의학(Natural medicine)'이라고도 불린다.

모두 의의 있는 명칭들이며 어느 관점을 중요시 하느냐에 따라 적절히 불릴 수 있으나 미국 국립의료원 산하 보완대체의학 연구소의 공식 명칭은 '보완대체의학(CAM, Complementary and Alternative Medi-cine)' 이라고 규정하고 있다.

우리나라에선 오래전에 정립된 한의학을 대체의학의 범위 안으로 정의할 때 한의학과 서양 정통의학이 빠진 기타 분야가 대체의학에 속한다고 할 수 있다. 그러나 서양에서 정의한 대체의학의 가장 큰 부분은 동양의 한의학을 지칭하고 있는 것들로서 이로 인한 용어의 정리에 많은 난점이 있다.

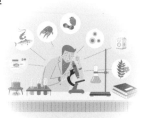

대체의학의 역사

- 기원전 : 침술(고대 중국), 요가(인도), 지압(일본), 약초 요법(중국, 이집트), 마사지(중국, 일본, 이집트, 아프리카)가 있고 수 치료법, 명상 등
- 18세기 : 최면 요법, 동종 요법
- 19세기 : 자연 요법, 정골 요법, 카이로프랙틱, 알렉산더 요법
- 20세기 : 원거리 치료법, 향기 요법(아로마테라피), 반사 요법, 자기 암시법, 생체 되먹이 기법, 꽃 요법, 롤핑 요법, 응용 운동학, 건강을 위한 접촉
- 18세기 : 최면 요법, 동종 요법
- 20세기 말부터 떠오르게 된 철학적 배경
  ① 동양 철학의 부흥과 서구 철학 사조의 퇴조

② 유럽의 녹색 운동

③ 1960년대 뉴에이지 운동(New-age movement)

④ 포스트모더니즘

대체의학은 인류문화의 발전과 각 민족이 처한 환경, 생활특성에 따라 그 치료형태가 매우 다양하게 발달되어 왔다는 것을 알 수 있다. 대체의학은 오랜 역사적 배경을 가지고 있으면서 시대적 흐름에 따라 한때는 주류를 이루었던 의학이다.

우선 고대에는 본능적으로 아픈 곳을 손으로 만져주는 데서 시작한 수기(手技)치료법이 최초로 있었다. 그리고 점차 자연과 인체에 대한 체계적인 지식이 쌓이면서, 의학적 체계가 확립되었으며 각종 약제나 도구를 사용한 방법들이 치료목적으로 쓰이게 됐다. 근대에 이르기까지 이러한 자연적인 치료형태가 각 지역의 특성에 맞추어 광범위하게 활용되었으나, 산업혁명으로 인해 서양 제국주의 열강들의 전 세계에 대한 침탈시기를 거치면서 세계의 의학계 역시 서양의술로 통합되었다. 이 과정에서 다양한 종류의 전통의술들이 거의 맥이 끊어지게 되었다. 특히 이차대전 중에는 각종 세균을 쉽게 죽일 수 있는 페니실린의 발명으로 서양의학의 위치는 확고해졌다. 그러나 세균들 역시 더욱 강한 내성이 생기게 되었고, 그에 맞추어 항생제의 독성 역시 강해지는 악순환이 반복됐다. 또한 각종 만성

질병들에 대해서 서양의학은 그다지 도움이 되지 않는다는 사실이
밝혀졌고, 다양화를 무시한 덕분에 서양의학은 한계를 맞이하게 되
었다. 이에 따라 사람들은 대안을 찾기 시작했고, 그 대안은 잊고 있
었던 각종 요법들, 비과학적이라 해서 오래 전에 버려두었던, 자연
치유력을 되살리는 각 지역의 치유법들에게서 찾게 된 것이다.

대체의학의 정의 또한 다양하지만 대체로 인체를 종합적이고 전
인적인 방법으로 고찰하여 질병을 예방하고 치유하고자 하는 의학
의 한 분야로 보는 것이 타당하며, 미국 국립 보완대체의학 연구소
에서는 '다양한 범위의 치료 철학, 접근 방식, 치료법들을 포괄하는
것으로 의과대학이나 병원에서 일반적으로 교육하거나 사용하지
않고, 의료보험을 통해 수가가 지급되지 않는 치료나 진료 행위'라
고 정의 내리고 있다. 인간의 질병을 다루는 의학은 종합적이고 전
인적인 접근 방식이 적용되어야 완전한 건강을 되찾을 수 있다는
관점의 치유(care) 개념이 최근 중요한 문제로 제기되면서 다양한 건
강 증진(healthcare) 및 치료(treatment) 방식이 대두되었고, 널리 연구되
어지고 있다.

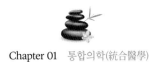
🥣 대체의학의 현황

🔥 중국

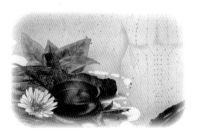

중국에서는 수천 년 동안 전해 내려온 '중의학'이 있는데 현대 서양의학과 병행되어 발전해 오고 있다. 하지만 그 외의 대체의학적 방법들은 중국 본토나 홍콩, 타이완에서도 아직 널리 연구되어 있지 않다. 그들만의 의학 체계와 민간요법 등이 발달되어 있어서 다른 여러 나라의 대체의학이 중국 내에서는 아직 보편화되지 못한 것으로 보인다.

9

🔥 미국

1970년대 중국과 외교가 수립되면서 침구요법 등이 본격적으로 소개되었고 그 외 여러 가지 대체의학적 요법들이 이용되고 연구되어졌다.

· 1992년 국립 보완대체의학 연구소 설립(NCCAM : The National Center for Complementary and Alternative Medicine): 미국 국립보건원(NIH) 산하 기관으로 대체의학에 대한 기초 및 응용 연구를 후원

미국 국립보건원에서는 보완통합의학을 크게 생물학에 근거한 치료(허브, 식품보조제 등), 심신의학, 에너지의학, 그리고 수기치

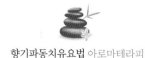
료 등 네 가지로 구분하고 있다.

수기치료에 속하는 치료법에는 추나치료(Tui Na), 카이로프랙틱(Chiropractic manipulation), 마사지, 반사 요법(Reflexology), 롤핑(Rolfing), 알렉산더 요법(Alexander technique) 등이 있다.

미 국립보건원의 정의에 따르면, 추나치료는 손을 이용하여 몸의 경혈을 자극하고 조작하는 치료법을 의미하며, 카이로프랙틱은 척추를 비롯한 몸의 관절과 근육을 교정하는 것을 뜻한다. 마사지는 몸의 연부조직 자극을 통한 치료방법을 말하며, 롤핑은 심부조직의 마사지를 의미한다. 또한 알렉산더 요법은 환자의 자세와 동작을 개선하고 근육을 효과적으로 쓰는 방법을 지도하는 것을 가리킨다.

미국 존스홉킨스 대학 의료진 60%가 스스로 마사지를 비롯한 수기치료를 사용한 경험이 있었으며 66%가 환자들에게 권유한 경험이 있고 66%는 수기치료가 유용하거나 매우 유용하다는 답변을 보인 것은 주목할 만한 부분이다.

🇦 캐나다

유럽과 같이 비교적 대체의학의 연구와 임상 적용이 자유롭고 그만큼 발달되어 있다. 침구, 약초(Herb), 향유(Aroma), 카이로프랙틱, 마사지 등 대체의학에 관한 전문 교육기관 및 연구기관이 있어 일정한 교육과 시험을 통해서 각종 치료에 관한 자격증이 주어진다.

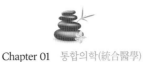

• **캐나다 약초학회**(CHS : Canadian Herb Society) : 약초에 관심 있는 모든 사람들에게 적절한 정보와 교육, 홍보 등을 제공하기 위해 국가에서 설립하여 운영하고 있는 비영리 단체

영국

비교적 자유스럽고 활발하게 대체의학이 연구되어지고 있으며 다른 정통의학과 융통성 있게 조화를 이루고 있다. 국민들도 커다란 제약 없이 그 혜택을 누리고 있고 특히 약용식물학, 즉 약초(Herb)에 관해서는 많은 경험과 연구 개발이 이루어져 있다고 한다.

• **영국의 약초 요법사**

증상만을 개선하는 것이 아니라 병의 근원을 해결하는데 중심을 맞춘다. 약초와 식이요법, 생활환경 개선을 통해 신체기능의 균형을 잡고 스스로의 치유능력을 높여주면서 질병을 치료하는 것이다. 전문교육을 거친 후 국내외에서 활발히 활동하면서 그들은 의사나 다른 전문가들과 밀접하게 관계되어 일하기도 한다. 그들은 병의 원인 및 진단에 대해서 엄격히 교육받고 이를 바탕으로 식이요법과 생활환경을 건강하게 가꾸어 나가는 것들을 같이 병행하며 치료를 한다.

11

- **영국 국립 임상 약초요법 연구소**(NIMH : the National Institute of Medical Herbalists)

약초를 의학적으로 연구하고 임상에 적용하는 전문기구로 1864년에 설립, 영국은 아메리카 인디언들이 사용하는 약초의 효능에 대해서 관심을 갖게 되면서 전문기구를 설립하였고, 이후 본격적으로 연구와 임상적용을 교육하는 기구로 자리 잡게 되었다.

대체의학(Alternative medicine)이란 정통의학, 제도권의학(Orthodox medicine)을 대신한다는 의미의 명칭이며, 정통의학의 어떤 부분을 보충해 준다는 의미로 '보완의학(Complementary medicine)', 서구적 전통의학, 또는 주류의학(Conventional medicine)에 대비되기 때문에 '비전통의학(비주류의학, Unconventional medicine)', '제3의학(Third line medicine)'이라고도 한다.

또한 치유 방법의 특징이 사람의 전체를 보면서 치료하기 때문에 '전인의학(全人醫學, Wholistic or Holistic medicine)', 인간의 질병을 자연의 치유능력에 맞추어 조율해 주고 복원시켜주는 의학이란 의미로 '자연의학(Natural medicine)'이라고도 불린다.

어느 관점을 중요시 하느냐에 따라 적절히 불릴 수 있으나 최근 미국 국립의료원 산하 보완대체의학 연구소의 공식 명칭은 '보완대체의학(CAM, Complementary and Alternative Medicine)' 이라고 규정하고 있다. 서양의학(西洋醫學)을 대표하는 현대의학의 치료 범위의 한계, 다시 말해 현대의학으로 치료되지 않는 질병의 치료, 보완적인 방법으로 채택한 질병예방 치료법이다.

현대의학이 발달되기 이전부터 인체에 병(病)이 들었을 때 적절한 치료방법을 알고 있었다. 그러한 민간요법(民間療法), 자연요법(自然療法) 등의 모든 치료법들이 대체의학(代替醫學)이라는 이름으로 미국에서 공식적인 출발을 하게 되었다.

대체의학(代替醫學)은 크게 몇 가지로 나눌 수 있는데, 미국 국립 보건원에서 대체의학(代替醫學)을 7가지로 나누고 있다.

① 정신신체 치료(ex : 최면, 바이오피드백, 요가, 명상, 이완요법)

② 생전자기장 치료(ex : 경피신경자극)

③ 대체의학 체계(ex : 한의학, 인도의학, 동종요법)

④ 손치료(ex : 카이로프랙틱, 마사지)

⑤ 약물치료(ex : 상어연골제품, 봉독)

⑥ 약초치료(ex : 은행잎 추출물, 인삼)

⑦ 식이와 영양요법(ex : 비타민 대량투여, 제한식이)

대체의학(代替醫學)의 정의

대체의학의 정의 또한 다양하지만 대체로 인체를 종합적이고 전인적인 방법으로 고찰하여 질병을 예방하고 치유하고자 하는 의학의 한 분야로 보는 것이 타당하며, 미국 국립 보완대체의학 연구소에서는 '다양한 범위의 치료 철학, 접근 방식, 치료법들을 포괄하는 것으로 의과대학이나 병원에서 일반적으로 교육하거나 사용하지 않고, 의료보험을 통해 수가가 지급되지 않는 치료나 진료 행위' 라고 정의 내리고 있다.

지금까지의 서양의학(Western medicine), 또는 정통의학은 서양철학과 과학 문명의 발전에 기초를 두어 분석적이고 합리적인 방식과 사고로 의학을 발전시켜 왔으며 인간의 질병을 다루어 왔다.

이러한 정통의학, 또는 제도권 의학(Orthodox medicine)은 인류를 질병에서 어느 정도 해방시켜 주었으나 수많은 노력에도 불구하고 분석적이고 합리적인 학문적 사고방식은 인체를 지나치게 세분화하여 인체에 대한 전체적인 접근의 중요성을 상실하게 하였으며 기계와 화학약품에 대한 의존비율을 지나치게 높여 의료비를 높이고 인체 부작용을 심화시킴과 더불어 의료의 비인간화 및 치료방법에 대하여 사고의 기계적 고착화를 불러 더 나은 치유를 기대하는 사람들에게 걸림돌로 작용하고 있는 실정이다.

인간의 질병을 다루는 의학은 종합적이고 전인적인 접근 방식이 적용되어야 완전한 건강을 되찾을 수 있다는 관점의 치유(care) 개념이 최근 중요한 문제로 제기되면서 다양한 건강증진(healthcare) 및 치료(treatment) 방식이 대두되었고, 널리 연구되어지고 있다.

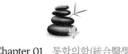
🥣 대체의학(代替醫學)의 역사적 배경

1800년 중반부터 생물의학(生物醫學)으로 불리는 의학체계가 의학계를 지배하기 시작했다. 생물의학(生物醫學)은 세균이 질병을 일으켜 인체에 병리적 손상을 가져오는 원인이 되며, 해독(解毒)과 백신으로 그 병소를 무력화시킬 수 있다는 관점에서 출발한다.

이와 같은 지식을 토대로 항생제를 개발하여 감염을 정복하고 수술법을 완성시켜 나갔다. 그리하여 생물의학(生物醫學)은 의료체계의 "전통의학(傳統醫學)" 또는 주류의학으로 자리를 잡았으며, 모든 질병의 치료와 진단에 있어 절대기준이 되어왔다. 그러나 수십 년 전부터 이미 이 전통의학(傳統醫學)에 대한 미국인들의 인식이 바뀌게 되면서, 수많은 사람들이 전통의학이 아닌 대체적인 치료방법을 찾게 되었다.

🥣 대체의학(代替醫學)의 실제적 배경

첫째, 실제적인 배경은 현대인들이 당면한 질병들은 대개 만성적 퇴행성 질병으로 이는 현대의학이 크게 도움을 주지 못하는 분야들이다. 현대의학이 외과적 수술, 의료기기에 의한 진단, 전염성 질병, 그리고 응급처치 부분에서 눈부신 발전을 거듭해온 것은 사실이다. 그러나 산업사회 발전의 역효과로 생성된 각종 화학물질과 중금속의 오염 등은 수많은 만성적 퇴행성 질병을 유발시키고 있으며, 이

향기파동치유요법 아로마테라피

는 현대의학의 치료한계를 상당 부분 벗어나고 있는 것도 사실이
다. 또한, 이미 각종 환경물질로 오염된 인체에 또 다른 오염물질인
화학약물을 주입함으로써 심각한 부작용을 초래하는 구시대적 치
료방법을 여전히 고수하고 있는 것이 현대의학이다.

현대인들이 원하는 것은 치료가 아니라 건강(健康)이다. 현대의학
은 진단(診斷)과 치료(治療)는 열심히 시도하지만 궁극적인 건강을 주
지 못한다는 커다란 약점을 가지고 있으며, 그것이 사람들로 하여
금 대체의학(代替醫學)을 찾게 하는 원인을 제공하고 있는 것이다.

둘째, 과학주의에 바탕을 둔 현대의학은 성격상 의술보다는 기술
쪽으로 편향 발전되어 왔다. 인간을 치료하는데 있어 기계의 역할
이 두드러지게 강조되고 결과적으로는 전인적 치료보다는 육신만
을 다루는 부분적인 치료로 일관하게 된 것이다.

영(靈)과 정신(精神)과 육체(肉體)로 이루어진 인간은 고도로 발전된
기계 앞에서 상실되어 가는 인간성에 대해 회의를 느끼게 되었고,
결국 과학주의에 대한 인간의 반발의식이 대체의학을 선호하는 쪽
으로 나타났다고 볼 수 있다. 과학이 발달하면 할수록 뭔가 인간다
운 것을 그리는 것이 인간의 속성일 것이다.

동양의 철학과 사상, 신비주의, 예술에서 구원을 얻으려는 노력
으로 인도와 중국을 그 뿌리로 삼고 있는 '동양문화 찾기'는 의료계
에서도 일어났다.

이렇게 해서 침술과 한약과 인도의 전통의학인 아유르베다가 미

국에 정식으로 상륙하게 된다. 미국인들은 고도로 발달된 현대의료 장비 앞에서 거부감을 느꼈으며, 오히려 자신들의 몸과 마음을 어루만져주는 인간적인 치료방법에서 더 안정과 위로를 받았고 그것은 곧 전인 치료로 이어졌다.

🥣 대체의학(代替醫學)의 태동

1970년 초에 리차드 바크의 "갈매기의 꿈"이 온 세상을 충격으로 몰아 넣으며 뉴에이지 운동이 화산처럼 폭발하고, 미국인들은 정신적 공허를 채우기 위해 동양사상의 문턱을 넘어왔다.

의료분야에서는 동양의학이 주목을 받게 되었는데, 이 동양의술 찾기는 1971년 닉슨대통령의 중국방문에서부터 수면 위로 떠올라 세계인들의 주목을 받으며 미국에 상륙하게 된다. 그리하여 침술은 70년대에 붐을 이루다가 80년대에 이르러 그 효과에 의구심을 품은 의료인들에 의해 서서히 외면당하는 지경에 이른다. 그러나 그것은 동양의학(東洋醫學)에 익숙하지 않은 의사들이 스스로 한계에 부딪친 경우로써 동양의학(東洋醫學)의 효과에 대한 속단은 아직 이른 시기라 판단된다.

그 후 동양인들의 섬세한 노력에 의해 동양의학은 다시 평가를 받게 되고, 동양의학(東洋醫學) 뿐만 아니라 인디안 치료법, 인도의 전

통의학(傳統醫學) 등 민간요법(民間療法) 전체에 대한 재평가가 이루어
지고 그 임상적인 효과를 인정받기에 이르렀다.

그것은 전문 의료인들의 평가라기보다는 의료대상인 민중들에
의한 판단이었으며, 그들은 의사를 선택할 수 있는 권리를 주장하
며 민간요법(民間療法)이나 동양의술을 찾기 시작했던 것이다. 미국
정부는 1992년 9월에 보건복지부(DHHS)의 하부 기관인 국립의료원
(NIH) 산하에 대체의학부(OAM)를 창설하였고, 첫해에 200만불의 예
산을 투여했다. 10년이 흐른 현재 이 기구는 명칭을 대체보완의학
센터(NCCAOM)로 바꾸고 대체의학 연구에 박차를 가하고 있다.

대체의학에는 다음과 같은 유형들이 포함된다.

침술, 아유르베다, 환경
의학, 동종요법, 자연치료
법, 샤머니즘, 티벳치료법,
동양의학, 북미 인디안 치
료법 등인데, 좀 더 세부
적으로 자외선치료법, 전

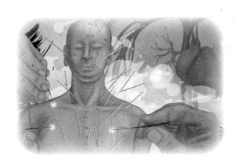

침, 전자장, 전기자극, 음식물, 생활유형변화, 장수식, 비타민, 영양
제, 약초, 지압, 척추교정술, 마사지, 정골요법, 반사요법, 카운셀링,
바이오피드백, 댄스치료, 유머치료, 명상, 음악치료, 안수기도, 심리
치료, 요가, 기공 등등 수많은 치료방법이 이에 해당된다.

흥미로운 것은 안수기도도 대체의학의 일부분으로 인정하고 있

다는 점이다. 안수기도는 두 가지 유형으로 나누는데, 타입 I은 신(神)이 중간에 개입은 할 수 있되 안수자가 환자(患者)에게 직접 손을 대는 것을 금(禁)하고 있고, 타입 II는 안수자가 환자의 환부(患部)에 손을 직접 얹을 수 있도록 허락하고 있다.

이는 국민을 위한 미국정부의 태도를 단적으로 엿볼 수 있는 부분이다. 합리주의의 바탕에 과학주의를 실천해 온 우주를 제패하겠다는 미국이 미신적 치료를 연구하는데 국민세금을 할애하는 것은 국민건강에 도움이 된다면 어떤 방법을 사용해서라도 치료방법을 구하겠다는 미국정부의 공식적인 의지를 천명하는 것으로써 의학계에 혁명적인 사건이라 할 수 있다. 이것은 바로 미국정부가 정부기관에 대체의학부를 설치한 목적에 해당한다. 세계적으로 산재한 민간요법이나 각국의 전통의학을 모아 서양의학으로 해결하지 못하는 치료부분을 새롭게 개발하겠다는 것이다. 정부의 자금을 지원받은 대체의학부는 소속 연구원들을 통해 자연치료 및 민간요법을 연구할 뿐만 아니라 앞서 언급한 대로 각지의 유명대학에 14개 연구센터를 두어 특정한 과목을 연구시키고 있는 중이다.

한 가지 간과할 수 없는 것은 서양의학과 쌍벽을 이룰 것을 기대하는 동양의학은 침술과 본초, 기공과 지압 등으로 각각 나뉘어져 대체의학의 일개분야로 각각 존재하게 되었다는 점이다. 이것이 과연 미국정부의 언젠가를 위한 주도면밀한 계획인지는 알 수 없으나 동양의학(東洋醫學)을 다소 경계하는 것 같은 느낌을 지울 수 없다.

통합의학의 미래

통합의학의 앞날은 매우 밝고 희망적이다. 대체의학 분야에서 특히 주목할 부분은 그 엄청난 치료효과를 가지고도 빛을 보지 못하고 의학계의 언더그라운드를 헤매왔던 동종요법(同種療法)이다. 원래 동종요법은 1800년대에 유럽왕실과 미국의 기업들, 작가들 그리고 종교 지도자들의 후원을 받아 유럽과 미국에서 놀라운 번영을 맞게 된다. 미국에서의 동종요법 치료는 그 안전성과 치료효과에서 탁월함을 보여 수많은 사람들은 물론, 심지어는 의사들의 가족들까지 동종요법 치료를 선호하게 되었다.

그러나 이 같이 동종요법이 대 번영의 시기를 맞게 되자 밥그릇에 위협을 느낀 기존 의학계는 절대 권력을 휘둘러 동종요법 말살정책을 펼치게 된다. 현대의학의 열화와 같은 반대는 동종요법대학 폐쇄와 동종요법의사 축출 등으로 나타난다. 이 위협적인 탄압 앞에 무릎을 꿇고 그 갈등의 첫 라운드에서 동종요법은 참패를 당한다.

그리고 두 번째 라운드인 1990년대가 시작되었다.

동종요법은 이제 미국정부 산하 대체의학부의 지지를 받게 되었다. 그리고 수많은 환자들의 지지를 받기 시작하였다. 그러나 누구나 다 동의하듯이 의술을 가지고 "싸움"을 한다는 것이 얼마나 부질없고 어리석은 일인가? 의료계의 싸움은 결국 애매한 환자들만

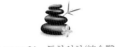

손해를 보게 되는 것이다.

인술을 베풀어 병든 사람을 고치는데 동서양의 구분이 뭐가 중요하며, 의사인가, 민간요법(民間療法), 대체요법(代替療法)을 실행하는 사람인가가 뭐가 중요하겠는가? 그리하여 가능한 여러 가지 치료방법을 동원하여 보다 종합적이고 효과적인 치료방법으로 인술을 베풀어 시행할 수 있는 것이 통합의학의 근본정신이다.

머지않아 세계의 의료인들이 너나할 것 없이 이 단순하고도 명료한 히포크라데스의 정신을 깨닫게 되는 날이 올 것이다. 그러므로 통합의학의 미래는 밝다고 할 수 있다.

21

향기파동치유요법
아로마테라피

Chapter 02

향기의 파동으로
자연치유력 향상

기(氣)

기(氣)의 기본개념

    기(氣)는 인체를 구성하고 인체 생명활동을 유지하는 가장 기본적인 정미물질(精微物質)이다. 사람은 자연계의 산물이며 천지지기(天地之氣)를 받아 생성되었다. 인체의 구성은 실제상 기(氣)를 가장 기본적인 물질 기초로 하고 있다. 기(氣)는 강한 활력과 끊임없이 운동하는 특성이 있으며 인체의 생명활동에 추동(推動), 온후(溫煦), 방어(防禦), 고섭(固攝), 기화(氣化), 영양(營養) 등 작용이 있으므로 한의학(韓醫學)에서는 기(氣)의 운동변화로서 인체의 생명활동을 해석한다.

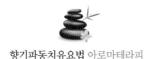
기(氣)의 형성과정

기(氣)는 선천적 기(氣)와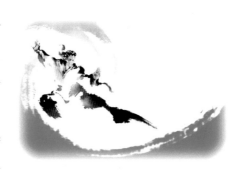
후천적 기(氣)가 있으며 선
천적 기(氣)는 신체의 포궁
(胞宮)에서 만들어지며, 신
체의 상부로 올라가 음양
(陰陽)으로 나누어진 후 삼
초(三焦)에 머물며, 상초(上焦)에 머무는 기(氣)는 식기계통으로 보내져
각각의 장부(臟腑)에 영향을 준다.

후천적(後天的) 기(氣)는 천기(天氣)를 폐(肺)로 받아들이고, 지기(地氣)
를 통해 음식물을 소화흡수(消化吸收)함으로서 형성된다. 후천(後天)의
기(氣)중 음(陰)은 신(腎)에 양(陽)은 심(心)에 머물며 신(腎)의 기(氣)는 신
체활동의 근원(根源)이 되고, 생식작용(生殖作用)을 도와주며 심(心)은
혈액순환(血液循環)의 원동력이 된다.

기(氣)의 기능

- **추동작용**(推動作用) - 인체의 생장발육, 각 장부경락(臟腑經絡)의 생
  리활동, 혈액순환, 진액의 운반은 모두 기(氣)의 분발(奮發)과 추
  동(推動)작용에 의지한다.
- **온후작용**(溫厚作用) - 인체의 정상적인 체온을 유지한다. 기(氣)는

따뜻하게 하는 것을 주관 한다.

- **방어작용**(防禦作用) - 피부의 표층을 보호하고 외부로부터 사기의 침입을 방어한다. 정기(正氣)가 체내에 존재하면 사기가 침입할 수 없다.

- **고섭작용**(固攝作用) - 혈액을 통제하여 혈관 밖으로 넘쳐 나가지 못하도록 하며, 소변과 땀을 통제하여 절도 있게 배출하고 정액이 새어나가지 않게 하는 등의 작용을 한다.

- **기화작용**(氣化作用) - 기(氣)는 몸에서 물질을 여러 가지로 변화시키는 작용을 한다. 구체적으로 정(精), 기(氣), 혈(血), 진액(津液)등 각자의 신진대사와 상호전화이다. 기(氣), 혈(血), 진액(津液)의 생성에서 음식물이 수곡정기(水穀精氣)로 전화되는 것이다. 수곡정기가 다시 기(氣), 혈(血), 진액(津液)으로 화생되는 것, 진액(津液)이 대사를 거쳐 땀과 오줌으로 변화되는 것, 소화 흡수를 거쳐 찌꺼기가 분변으로 되는 과정이며 실제 체내의 물질대사 과정이고 또, 에너지 전화의 과정이다. 기화작용(氣化作用)이 멎으면 생명활동도 멎게 된다.

25

- **영양작용**(榮養作用) - 음식물의 수곡(水穀)에서 비교적 영양이 풍부하게 있는 물질, 영기(營氣)를 가리킨다. 이 수곡정미(水穀精微)의 기(氣)는 혈맥(血脈) 속을 영운(營運)하며 혈액의 구성성분으로 전신에 전달되어 그 영양작용(營養作用)을 발휘한다.

기(氣)의 흐름

　기(氣)는 끊임없이 상호 생화·극제 하면서 생성·소멸해 간다. 기(氣)의 흐름은 형태와 관계없이 계속 이루어지고 있는데, 이러한 움직임을 주기성과 순환성이라는 관점에서 받아들이고 이러한 기의 흐름을 원도(圓道)라는 개념으로 나타냈다. 이 원도(圓道)는 하늘의 이치(天道)로서 중국 철학의 가장 근본이 되고 있는 주역의 정수이기도 하다.

기(氣)의 종류

　기(氣)의 원천은 다르므로 기능도 다르고 분포하는 부위도 다르다. 그러므로 원기(元氣), 종기(宗氣), 영기(營氣), 위기(衛氣)등이 있다. 원기(元氣)는 선천(先天)의 정(精)에서 화생되어 선천적으로 부모에게서 받은 것이므로 선천지기(先天之氣)라 하며, 종기(宗氣), 영기(營氣), 위기(衛氣)는 모두 후천적인 수곡정미(水穀精微)의 기(氣)에서 나온 것이므로 후천지기(後天之氣)라 한다.

원기(元氣)

　원기(元氣)는 인체에서 가장 근본을 이루는 선천(先天)의 기(氣)이며 인체 생명활동의 원동력이 되고 음(陰)과 양(陽)을 포함한다. 원기(元氣)는 주로 신(腎)에 근거하여 하단전(下丹田)에 저장되고 삼초(三焦)의 통로를 통해 전신에 분포되어 저장된다. 원기(元氣)는 선천(先天)의 정(精)에서 화생된 것이며, 신(腎)에서 근거한다.

종기(宗氣)

종기(宗氣)는 폐(肺)에서 흡입하는 청기(淸氣)와 비위(脾胃)에서 운화되어 오는 수곡(水穀)의 기(氣)가 결합하여 이루어진다. 종기(宗氣)는 두 가지 작용을 하는데, 그 중 하나는 인후(咽喉)에서 나와 호흡을 통하여 언어(言語), 음성(音聲), 호흡(呼吸)의 강약에 관여하고, 다른 하나는 심(心)의 혈액순환(血液循環)을 촉진하는 작용을 하며 기혈(氣血)의 운행, 전신의 체온(體溫)을 조절하는 작용을 한다.

영기(營氣)

영기(營氣)는 맥관(脈管)내를 순행한다. 혈액을 화생(化生)하고 혈과 동행하여 전신을 영양(營養)하는 작용을 발휘한다. 영기(營氣)의 운행은 중초(中焦)에서 수태음폐경으로 올라간 후 전신의 경맥을 통하여 끊임없이 돌며 인체의 모든 부분의 영양(營養)을 주관한다. 영기(營氣)는 위기(衛氣)와는 상대적으로 음(陰)에 속하며 혈액을 자양하고 화생(化生) 시키는 주요한 생리작용을 한다.

위기(衛氣)

위기(衛氣)는 수곡정미(水穀精微)의 기(氣)에서 화생(化生)된 석으로, 맥외(脈外)에서 흐르는 기(氣)이며 영기(營氣)와 상대적이고 음(陰)에 속하므로 위양(衛陽)이라고 한다. 위기(衛氣)의 주요한 생리기능은 기표(肌表)를 보호하여 사기(邪氣)의 침입에 항거(抗拒)하고 장부(臟腑), 근육(筋肉), 피모(皮毛) 등을 온양(溫養)을 한다. 땀 배설을 조절하여 체온을 유지한다.

🥣 파동

살아 있는 생명체에는 저마다 고유의 에너지장이 형성되어 있기 때문에, 식물의 잎이 잘려나가도 일정한 시간 동안에는 잎이 존재하는 것처럼 에너지상이 남아 있다.

🔥 파동이 만들어낸 생명장

인체에서는 우리 눈에 보이지 않는 파장이 나오고, 그것이 우리 몸의 기본을 이루는 정보를 간직하고 있다. 미약자기(微弱磁氣)는 3-13Hz(전자파의 단위)이며 생체에서 나오는 측

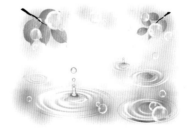

정할 수 없을 정도의 자기파동이다. 그러나 이 작은 파장이 모든 생체의 기본 정보를 간직하고 있다.

미약자기라고 하면 일반 사람들이 감각, 즉 오감으로 느끼지 못하는 에너지이다. 강력한 자석 같은 것은 끌려가거나 하지만 감지를 못할 정도의 아주 작은 자기 에너지가 있다. 실제 알고 보면 이 세상에 존재하는 모든 물질의 성질을 가장 작게 나눌 수 있는 것이 분자 인데, 분자를 더 쪼개면 원자고, 원자는 핵과 전자로 세분화될 수 있다. 우리가 아직 다 발견하지 못한 원자 안의 미립자나 소립자도 사실은 전기를 띠고 있으며, 이러한 입체로 뭉쳐진 물질 또한 전류를 띠게 된다. 전류가 생기는 주변에는 반드시 자장이 생기므로 이 세상에 존재하는 모든 물질은 전부 전기를 띠고 자장을 형성하고 있다.

생명체가 뿜어내는 에너지는 단순한 물리적 에너지가 아니라 생명활동에 꼭 필요한 정보가 실려 있다는 것이 최근 과학자들의 연구를 통해 밝혀지고 있다. 이 에너지로 인해 식물과 동물 간 소통이 가능하며, 이 파동으로 문제가 해결되기도 하고 치유 반응도 일어나게 된다. 이 에너지를 동양의학에서는 "기" 라고 한다.

아로마의 에센셜 오일은 천연의 향유로서 생명의 에너지인 '기 (氣)'가 있으며 분자가 다각형의 극성과 전기를 띠고 있고 자체적으로 강한 살균력과 회생력, 치유능력이 있기 때문에 우리 신체를 건강하게 만들어 준다.

향기파동치유요법
아로마테라피

Chapter 03

식물은 인간에게 무조건적인
사랑을 위해 생존할까?

모든 식물을 대화를 하는 언어가 있다. 사람과 식물의 파장이 서로 간에 영향을 미치는 것이다. 식물은 사람을 위해 언제든지 스스로를 내어줄려고 하는 사랑을 가지고 있다. 하지만 사람들은 이를 당연시 여겨서는 안 되는 것이다. 스스로를 언제나 내어줄 사랑의 마음을 감사히 받아들이는 자세가 필요하다. 이런 마음가짐과 감사의 마음으로 식물을 취할 때 최고의 효과가 나타나게 되는 것이다.

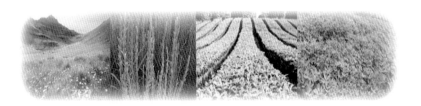

🍵 나무의 언어 - 식물끼리 소통한다.

식물은 균류와 단순히 영양분을 교환하는 것에서 끝나지 않고 이 균류를 통해 이웃한 식물들과 소통을 한다. 숲의 땅 속으로 넓게 퍼져 나간 균류의 가닥들은 수많은 식물의 뿌리와 얽혀서 '균근 네트워크'라는 망을 형성한다. 이것이 바로 '우드 와이드 웹'이다.

식물들은 이 망을 통해 서로 당분과 영양분, 물을 주고받을 수 있다. 학자들은 이를 '나무의 언어'라고 부른다. 이웃 식물들과 영양분을 주고받으며 소통할 수 있는 하나의 연결고리인 셈이다. 학자들은 식물들이 이 균근 네트워크를 어떻게 이용하는지 관찰하기 위해 탄소 같은 물질의 동위원소를 빨아들이게 했다. 그러면 이 물질이 식물에서 다른 식물로 이동해 가는 과정을 살펴볼 수 있는 것이다. 그 결과, 식물들의 '숲속 공동체 생활'을 확인할 수 있었다.

식물이 흡수한 영양분이 옮겨가는 과정에서 놀라운 장면들이 확인됐다. 식물끼리 '소통'하는 모습이 포착된 것이다. 먼저 제대로 영양분을 흡수하지 못해 위기에 처한 이웃 식물에게 자신의 영양분을 나눠주는 모습이 관찰됐다. 또 '엄마' 나무가 아기 나무에게 탄소를 보내기도 하고, 죽어가는 나무가 자신의 남아있는 영양분을 주변 식물들에게 나눠주기도 했다. 한편, 어떤 식물들은 주변 식물들을 편애해 자신이 좋아하는 이웃 식물에게만 영양분을 나눠주기도 했다.

이처럼 식물들은 균근 네트워크를 통해 서로 돕고, 소통하며 자신들이 살고 있는 숲의 모습을 스스로 만들어 나가고 있었다. 숲은 각각의 식물이 개별적으로 살아가는 단순한 밀집 장소가 아니라, 식물들이 주민이 돼서 스스로 가꿔 나가는 하나의 '마을'이었던 것이다.

새로운 식물언어로 지목된 전령RNA

최근에 식물들이 의사소통을 하는데 사용하는 새로운 언어가 하나 더 발견됐다.

식물이 단백질을 만들 때 DNA에서 필요한 염기서열을 그대로 복사해 생기는 물질인 전령 RNA(messenger RNA)가 바로 그것이다.

미국 버지니아공대의 식물병리학자 짐 웨스트우드를 비롯한 연구진은 다른 식물의 줄기를 휘감으며 사는 기생식물인 새삼을 두 가지 숙주식물인 토마토 및 애기장대에서 자라게 한 뒤 전령 RNA의 염기서열 관계를 분석했다. 그 결과 숙주식물과 기생식물 사이에서 서로 간에 전령 RNA를 주고받는다는 사실이 확인되었다.

전령 RNA의 경우 단백질이 만들어지고 난 후 바로 없어지며 매우 파괴되기 쉽기 때문에 그간 식물이 사용하는 언어의 후보로 전혀 꼽히지 않았었다. 이에 대해 연구진은 기생식물인 새삼이 숙주식물들의 전령 RNA를 얻어 숙주의 방어 시스템을 확인하는 것 같다는 견해를 밝혔다.

사이언스지에 발표된 이 연구결과는 기생식물이 사용하는 전령 RNA 정보를 파괴하는 새로운 통제 전략을 개발하는데 유용하게 사용될 것으로 기대되고 있다. 다시 말하면, 전령 RNA가 역으로 기생식물의 아킬레스건이 될 수 있다는 의미다.

　　가만히 생각해보면 지구상의 모든 동물들을 먹여 살리는 식물에 이 정도의 의사소통 능력도 없을 거라고 여겼던 예전의 믿음 자체가 이상했던 것 같다.

🥣 식물의 대화

　　식물은 화학물질을 통해서 다른 식물에게 메시지를 전달한다. 이 연구는 1983년에 이미 '사이언스'에 실린 내용이다.

　　연구에 의하면 단풍나무가 화학물질을 통해 주변 나무들에게 위협을 알리면 나무들은 곤충의 공격을 받을 경우를 대비해 자신을 보호하기 위한 유독성 페놀과 탄닌 성분을 만든다.

　　놀라운 사실은 전혀 이런 물질을 만들지 않던 주변의 식물들도 단풍나무가 공격을 받아 페놀과 탄닌 성분을 내뿜자 거의 동시에 그 성분들을 갑자기 만들었다는 사실이다. 이것은 나무들끼리 소통을 하고 있다는 것이다.

　　식물들은 소리로 대화를 하기도 한다. 오스트레일리아의 한 대학 연구진의 연구에 따르면 식물은 뿌리를 이용해 소리를 내고 있으며

220헤르츠 정도의 소리가 나오고 있음이 밝혀졌다.

그리고 이 소리를 같은 종류의 다른 나무에게 들려주었더니 뿌리가 그 소리를 향해 방향을 바꾸었다. 서로의 소리에 느리지만 반응을 보이는 것이다.

식물의 상황판단과 기억의 저장

식물은 동물처럼 뇌가 없는 대신 세포 하나하나가 뇌 기능을 할 수 있다.

영국의 한 실험에 의하면 완두의 뿌리를 두 갈래로 나누고 각각의 화분에 심고 A화분은 충분한 영양분을 꾸준히 주고 B화분은 불규칙하게 영양분을 주었을 때 불규칙하게 영양분을 공급받은 화분의 뿌리가 더 많이 자랐다는 결과가 있다.

이는 식물이 풍족한 상태에서는 안정적으로 자라나게 되지만, 영양분이 부족하게 될 경우 성장이 늦어질 것을 대비해서 성장활동을 더욱 강화한다는 것을 의미하는 연구였다.

35

> 우리는 일찍부터 식물이 정보를 처리하고 기억력도 보유하고 있다는 사실을 알고 있었다. 그러나 대부분의 사람들은 식물의 능력을 알지 못하고 과소평가했다.
> 캐나다 앨버타대학교 제임스 케이힐 박사(식물생태학)

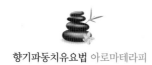
🥗 식물의 언어를 사람의 언어로 전달

독일 베를린의 'FYTA'사가 개발한 'FYTA Beam'이란 제품은 '식물의 언어를 인간의 언어'로 바꿔주는 기능을 한다. FYTA Beam은 식물 주변의 온도와 토양상태 및 수분과 습도를 체크해 사용자에게 알려준다. 그래서 마치 사람이 느끼는 것처럼 얘기를 한다. "추워요", "목 말라요"와 같은 언어로…

이렇듯 식물의 향기와 식물의 언어는 사람에게 같은 영향을 미치게 된다. 이런 식물의 향기로 사람의 문제를 해결할 수 있는 자연요법이 아로마테라피다.

Chapter 04

향기치유 입문

🍵 아로마테라피란?

향기와 약효가 있는 식물인 허브에서 추출한 에센셜 오일을 이용하여 여러 가지 방법으로 인체에 흡수시켜 건강에 도움을 받는 자연요법을 말하며, 향기를 뜻하는 아로마(Aroma)와 치료법을 말하는 테라피(Therapy)의 합성어이다.

테라피(Therapy) 라는 말은 병을 완치한다는 의미보다는 치료를 돕고 병을 예방하며 평소 건강을 위해 사용하는 자연요법을 의미한다. 즉, 향기요법은 각종 식물의 꽃, 열매, 줄기, 잎, 뿌리 등에서 추출한 휘발성

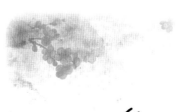

향유인 순수한 에센셜 오일을 인체 내에 흡수시킴으로서 심신을 건강하게 하는 보완대체요법의 한 가지 방법을 말한다. 그러므로 아로마테라피는 전인적 치료법으로 병의 증상에만 초점을 두는 것이 아니라 그것을 일으키는 원인을 이해하여 신체와 정신을 치료하는 것이다

아로마 에센셜 오일이란?

식물에서 추출한 화학물질과 호르몬 성분으로, 우리 인체에 여러 화학물질과 호르몬이 필수 불가결하듯 식물이 가진 생명의 힘도 여기서 나온다고 할 수 있다. 인체에 사용 가능한 오일은 약 300여 종 이상이 있으며, 일반적으로 그 중 약 60여 종의 오일을 사용한다.

에센셜 오일의 종류에 따라 추출 부위가 달라지는데, 예를 들어 레몬은 껍질에서, 주니퍼베리는 열매에서, 로즈마리는 꽃잎에서 추출한다. 이러한 향유는 개별적으로 쓰일 수도 있고 목적에 따라 2-3 종류를 혼합해서 사용할 수도 있다.

모든 향유는 소독 및 방부 효과가 뛰어나며 100% 순수 자연성분으로 생명력을 가지고 있고, 식물에서 추출되는 향유의 양은 전체 식물의 양에 비해 극히 미량으로 추출된다. 이렇게 얻어진 값진 오일을 사용하여 인체의 건강을 돕게 되는 것이다.

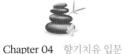

아로마테라피의 현황

서양의 대체의학으로서, 현대의학의 한계점을 인식하고 의료인들이 보완대체의학으로 활용하고 있는 것이 세계적인 추세이다. 우리나라에도 1990년대 부터 젊은 의료인들을 중심으로, 아로마테라피를 적용하는 여러 병원(정신과, 산부인과, 내과, 이비인후과)에서 처방을 해주는 것을 볼 수가 있다.

아로마테라피는 허브(약효가 있고, 향이 나는 식물)에서 추출한 순수한 오일의 독특한 성분을 이용하여, 인체에 작용시켜 우리의 건강을 증진하고 유지하는 것을 말한다.

삶의 질을 높이기 위한 사람들의 욕구는 웰빙 열풍으로 많이 알려졌지만, 더 많은 보급과 발전이 기대되는 분야이기도 하다. 향기로 지켜가는 가족의 건강과 혹은 전문적인 직종으로 아로마테라피의 적용은 우리 모두를 건강한 삶으로 이끄는 계기를 제공하게 될 것이다.

39

아로마테라피의 역사

아로마테라피의 기원은 선사시대 이전까지 거슬러 올라갈 수 있다. 당시의 원시인들은 자연 습득적, 시행착오적인 경험을 바탕으로 주변에 산재하는 특정 식물의 치료 효과를 알게 되고 이를 이용하는 방법을 알고 있었다. 그러나 당시까지는 정유가 발견되기 이전이므로 좀더 정확하게는 생약학 및 초본학의 기원정도로 보는 것이 적합할 듯하다.

이후 정유의 추출방법이 알려지고 이러한 식물들 및 그 정유를 이용한 의료행위는 선사시대 이후까지 계승·발전되며, 점차 인류는 다양한 식물 중 특히, 향료 식물과 그 정유에 더욱 많은 치료효과가 있음을 깨닫기 시작한다.

그리스 시대에 이르러선 점차 그 연구가 과학적인 접근 방법을 추구하게 된다. 당시의 학자로 의학의 아버지로 잘 알려진 히포크라테스는 이와 관련된 과학적 연구를 전개한 효시자로 여겨지고 있으며 이미 방향 마사지와 방향 목욕의 유효성에 대해 언급하기 시작한 것으로 전해진다.

히포크라테스의 뒤를 이어 그리스의 외과의사였던 데오스코라이드도 식물의 활성원리에 대해 자세한 연구를 했던 것으로 알려져 있다.

그리스 시대에 이어 로마가 전 유럽을 점령하게 되면서 여러 가지 약용식물들이 유럽 전역으로 전파되게 된다. 이 시대엔 그리스 시대보다도 더 많은 약용식물들과 정유가 남용되었던 것으로 전해지는데 의학적인 측면보다는 장신, 방향, 식용 및 향신의 목적으로 사용되는 경우가 더 많았던 것으로 전해진다.

로마시대를 뒤이은 초기 르네상스시대엔 다소 이러한 의학적 활용이 주춤하게 되는데 대조적으로 중국, 인도 등의 동양권 및 아랍권에서 의학적, 과학적 부분에 접목하여 발전하기 시작한다. 그 예로 아랍권에서는 많은 수의 의학학교의 설립과 함께 많은 의학서적들이 출판되었으며 그 중 아비세나(Avicenna)는 냉각장치가 부착된 현대적인 개념의 증류법을 고안해 장미 정유를 얻어냄으로 인해 향유 추출법에 대한 공헌과 향유의 사용을 발전시킨다.

의학적인 진보가 주춤했던 14세기 때, 유럽 전역에 페스트의 전염을 억제하기 위해 방향 식물들과 그 정유들이 널리 사용되기 시작한다. 이후 16세기와 17세기를 걸쳐 축적된 의학적 경험과 저서들은 'Herbal'시대를 맞게 된다. 게라드, 파킨슨, 켈페퍼와 같은 학자들을 배출했다. 이후 17세기, 또 한 차례의 페스트가 전 유럽을 강타하게 되고 뒤를 이어 린네의 식물분류, 강심제, 천연두 예방주사, 마취법 등과 같은 의학적인 발전이 거듭되게 된다.

이 시기(17세기말)에 이르러 향료를 전문적으로 다루는 직종이 등장하게 되며 점차 'Perfume' 과 'Aromatics(후에 약학의 원조가 된)' 의 두 갈래로 세분화되어 가게 된다. 이러한 정유의 치유적인 활용은 18세기말까지 그 맥을 유지하게 되다가 19세기 들어 각종 현대의 약품들이 개발됨에 따라 점차 질병 치유적 영역에서 물러나 향취적 측면만으로 활용이 이어지게 된다.

이렇게 치유적 측면에서 소외되어 갔던 효과는 19~20세기를 전후한 시기가 되어서 다시 우연한 계기로 본격적으로 연구가 재개

되었으며 이와 함께 본격적인 Aroma therapy의 개념이 등장하게
된다.

고대 문명에서의 방향식물과 그 정유의 활용

- 고대 인도 : 기원전 2000년 범어로 기록된 서적
  에 700여종 이상의 향료물질이 기록, 이들은
  단순한 방향 이상의 의미를 지니고 종교 그
  리고 치료의 목적으로 사용(Aro-
  ma-atar 연기,바람)

  - B.C 3세기에 불교도의 왕인
    아소카시대에 약용식물의
    경작이 조직화되어 아시아에 퍼져나가게 되었다.(왕실에서 사용)
  - Ayurvedic 의학체계를 이루며 베이비마사지의 원조

- 고대 중국 : 침술과 병행해 초본학이 발달. 치유효과를 떠나 종
  교적 목적으로 다양하게 사용 되었으며 BorneoCamphor는
  현재까지도 예식 등을 위해 폭넓게 쓰이고 있다.
  - 중국전통의학서인 황제내경에서도 향의 중요성을 설명하고
    있다.(아편과 생강은 치료목적으로 널리 사용)

- 고대 이집트 : 고대 문명 중 가장 발달된 향료물질 지식을 보유
  하고 있다. 이집트인들은 시달이나 미르 같은 겸(gum), 오일류

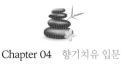

를 시체의 부패를 막기 위해 방부의 목적으로 사용하기도 했으며 미용에도 생약기술로 연고를 제조해 사용하였다.

동방에서 전래된 보물, 향료

고대에 있어 향료물질은 매우 중요한 교역의 대상이었다.

- 유태인 : BC 1240년, 유태인들의 이집트 탈출 때엔 많은 검과 오일 들을 함께 가지고 다녔는데 이들은 이미 이것의 사용법에 능통했었다고 한다.
  - 모세(기름부음의식에 사용: 몰약, 시나몬, 올리브)
  - 예수탄생(프랑킨센스, 미르)

- 페니키아인 : 페니키아의 상인들은 향유를 아라비아 반도, 나아가 그리스와 로마 등 지중해 지역까지 전파되었다. 캄퍼는 중국에서, 시나몬은 인도에서, 검은 아라비아에서, 로즈는 시리아에서 구했는데 이들의 교역로는 철저한 비밀이었다.

- 그리스인 : 그리스인들은 이집트에서 많은 것을 배웠는데 이집트에서 배운 향료와 천연치료학을 후에 전파한다.
  - Herodotus : BC425. Turpentine의 증류법을 기록이다. 다양한 향료물질의 소개와 도입
  - Dioscorides : 'Herbarius'라 알려진 5권의 Materia medica 에서 그리스인과 로마인에 의해 사용되는 식물과 향료물질에

관한 자세한 소개

- Hippocrates : BC 460 그리스. 의학의 아버지. 훈향 및 도포 요법에 관해 언급.
- Megallus : 가장 유명한 그리스 의학 처방의 하나인 'Mega-leion'(시나몬, 카시스 등의 정유사용)을 처방

- 로마인 : 그리스인처럼 예식용으로 향을 사용했으나 신체를 가꾸는데 사용한 점이 다르다. 로마인들은 그리스인에 비해 향료를 남용하는 편이었다. 로마인들은 아래와 같은 세가지 향을 이용했다.

  예 Ladysmeta : 고형연고/Stymmata : 향유/Diapasmata : 가루형 향

- 이들은 두발, 신체, 의상, 침대 등에 향을 묻혀 사용하였으며, 많은 향유가 목욕 후의 피부 마사지용으로도 사용되었다.
- 로마제국의 몰락과 함께 기독교가 출현하면서 많은 로마의 의사들이 Hippocrates, Dioscorides 등의 저서를 지니고 콘스탄티노플로 입성하였다.

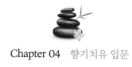

그리스와 로마의 합해진 의술은 페르시아어, 아라비아어와 그 외의 언어들로 번역되었고, 비잔틴 제국의 말기에는 아랍권까지 이들의 지식이 전파되었다. 이와 동시에 유럽은 소위 말하는 암흑기로 접어들게 된다.

과학적인 혁명

르네상스시기를 거쳐 향료물질은 수 세기간 전염병을 막을 목적으로 사용된다. 수 세기가 지나 약사들에 의해 의학적 지식과 새롭게 도입된 정유들이 분석, 기록되기에 이른다. 당시 향료와 증류산업은 황금기를 맞게 되며 북부유럽 국가, 특히 프랑스의 그라스 지방에선 번영한 향료업체들이 생겨나게 된다.

17세기 말엽에 이르러 향료에 관련된 여러 직종이 탄생하게 되고 'Perfume'과 'Aromatics'간의 구분이 이루어지게 된다.

19세기 초반, 과학의 혁명에 힘입어 화학자들은 최초로 정유에 존재하는 성분을 파악해 내게 된다. 이러한 오일 연구가 오일의 합성연구나 현대 약학산업의 초석이 된다. 질병의 치료가 자가 치료가 아닌 전문가의 치료로 전환되면서 생약 제제나 향료물질을 통한 치유법이 점차 신뢰성을 잃게 된다. 이리하여 20세기 중엽까지 정유의 역할은 화장품, 향수, 식품 등으로 그 영역이 축소되게 된다.

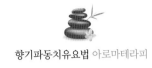
🥣 보완대체의학 - 아로마테라피

19세기초 르네 모리스 까뜨포세(프랑스 화학자)에 의해 설립된 이 학문(Aromatherapy)은 영국과 프랑스를 중심으로 20세기 전반에 걸쳐 폭넓게 연구되어 왔으며 현재도 그 응용과 연구가 계속되고 있다.

아로마테라피(Aromatherapy)란 말은 1982년 가내 향료업에 종사하고 있던 프랑스의 화학자 르네 모리스 까뜨포세가 처음 사용했다. 천연 정유의 잠재적 치유효과에 심취되어 냄새 및 천연 향유의 의학적 활용을 처음 주장하게 된다. 또 다른 프랑스의 내과의사이자 과학자인 장 벨넷 박사는 특정 의학적 및 정신질환의 치료에 천연 정유를 사용해 성공적인 효과를 확인한 후, 이결과를 1964년 Aromatherapie라는 저서로 기록하였다.

벨넷의 업적은 미용치유에 관한 연구를 하던 마가리타 마리(프랑스 생화학자) 부인에 의해 이어졌는데 자연건강 치료법과 미용제품 결합에 아로마테라피를 사용하여 마사지에 접목시켜 천연 오일을 단순한 기타 미용 제제보다 의학적으로 탁월한 효과가 있음을 연구했다.

Chapter 05

에센셜 오일 기초

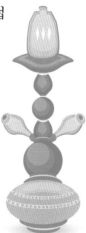

정유와 허브

향은 인류의 출현과 동시에 인간의 생활과 밀접한 관계를 가졌다. 어떤 향을 맡느냐에 따라 기분이 나빠지기도 하고 정신적으로 안정과 기쁨을 얻을 수 도 있다. 향은 눈에 보이거나 만져지지 않지만 사람의 감정까지 지배하는 특별한 에너지(힘)를 갖고 있기 때문에 건강 예방과 질병 치유, 심지어 생활 용품 전반에 다양하게 적용되어지고 있다.

향

- 쾌감을 주는 향 : Aroma^(방향), odor^(향기), Fragrance^(향취), Scent^(향기)

- 불쾌감을 주는 향 : Smell^(냄새), Malodor^(악취)

추출

- 천연 향료 : 동물, 식물에서 추출 - 고가, 보관이 어려움
- 인공 향료 : 값싸고 보관 용이한 합성향료 개발

48

아로마테라피는 식물의 독특한 향을 이용하는 방법을 일컫는다. 이런 향들은 대부분 오일형태이며 고유의 향을 가지고 있다. 그래서 우리는 식물에서 추출한 향을 아로마 오일(Aroma oil), 에센셜 오일(Essential oil), 정유(精油)라 부르고 있다.

즉, 다시 말하면 양을 지닌 오일이며, 전혀 불순물이 들어있지 않은 맑고 순수한 오일이라는 뜻이 함축되어 있다.

지구상에 존재하는 약 300만 종의 식물 중 독특한 향, 맛, 그리고 약리 효과를 지니고 있는 식물의 종류가 2,000~3,000가지 정도가 된다고 한다. 이런 식물을 허브(Herb), 또는 약용식물이라고 한다.

아로마 오일 이라는 것은 이런 약용식물들에서 추출한 것을 말한다.

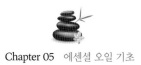
허브(Herb)

> Herb   라틴어 헤르바 'Herba'에서 유래, 푸른 풀이라는 뜻. 지구상에 자생하는 허브는 2,500여 종에 이르며 그 중 가장 많이 활용되는 것은 약 500여종에 이른다.

- H - Health(건강, 활력)
- E - Edible(식용 가능한, 식용의)
- R - Refresh(신선하다. 상쾌하게 하다)
- B - Beauty(아름다움, 미용)

49

이런 허브의 꽃, 잎, 줄기, 씨앗, 뿌리 등에서 추출한 아로마 오일은 '허브'라는 말뜻에 포함 되어있는 의미와 같이 미용, 식용, 약용, 방향제, 방부제, 방충제 등에 사용되고 있다.

허브의 특성

① 허브에는 독특한 향과 맛을 가지고 있는 부위가 정해져 있다.

허브는 그 모양새가 각각 틀리다. 어떤 것은 꽃이 있는가 하면 꽃이 없는 것도 있다. 이런 여러 모양의 허브에는 가장 독특한 향과 맛, 약리효과가 있는 방향성 물질을 가지고 있는 부위가 정해져 있다.

- 꽃 : 장미, 자스민, 카모마일
- 잎 : 세이지, 레몬밤, 타임, 유칼립투스
- 씨 : 블랙페퍼, 아니스, 캐러웨이, 코리안더
- 과실껍질 : 감귤류(레몬, 오렌지, 자몽)
- 나무 : 시달우드, 산달우드, 로즈우드
- 나무껍질 : 시나몬수지, 프랑킨세스

② 허브는 향신료 또는 양념으로 이용할 수 있다.
- 파슬리, 월계수 잎, 마늘, 양파, 제라늄, 코리안더

③ 허브는 독특한 향이 난다.
- 먹을 수 는 없지만 방향목적으로 사용한다.
- 장미, 라벤더

④ 허브는 관상용 식물로도 이용한다.

⑤ 허브라고 다 좋은 것은 아니다.

일반적으로 모든 허브가 안전한 것은 아니다. 어떤 허브는 약효가 강하여 오히려 우리 몸에서 독성의 물질(샤프란 - Meadow Saffron)과 같이 작용한다. 또한 중독 증상을 유발시키는 물질(양귀비, 코카인)도 있다.

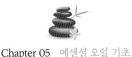
🥣 정유

오렌지 껍질을 벗기거나, 장미 정원을 거닐
때, 손가락 사이에서 라벤더를 문지를 때 우
리는 각 식물의 특별함을 느낄 수 있다. 그
렇다면 우리가 느끼는 향은 무엇일까? 일반
적으로 말해서 이것은 특정한 향과 맛을 주는
스파이스와 허브의 아로마틱 성분이라 할 수 있다.

왜 모든 식물들이 아로마틱 성분을 함유하고 있지 않은가에 대
해서는 확실히 밝혀지진 않았으나, 오일의 아로마틱 성분이 특정
곤충이나 동물들에게 매력적인 혹은 반감을 주는 물질로 이용되어
있다는 것은 확실하다. 또한, 오일이 식물 자체의 성장을 돕고 질병
으로부터 식물을 보호한다는 사실은 이미 알려져 있다. 다양한 종
류의 아로마틱 재료들은 천연식물에서 얻어낼 수 있으며 각 식물
에 따라 아로마틱 성분이 생기는 시간은 다소 차이가 있다. 어떤 것
은 30년 이상 걸리기도 하고 어떤 것은 10년 내에 생기기도 한다.

51

🏮 천연식물의 향

- Energy의 형태, 살아가고 지탱하는 힘, 인간의 심장과 같은
  역할
  - 서양(Energy), 동양(氣), 인도(Aura)

🗿 정유의 특성

- 약용식물에서 추출한다.
- 약리 효과를 가지고 있다.
- 독특한 향을 가지고 있다.
- 액체이며, 기체의 성상을 가지고 있다.
- 휘발성이 강하다.
- 빛, 산소, 열에 약하다
- 물에 잘 녹지 않는 비수용성이며, 지방과 오일에서 잘 녹는다.
- 적게는 수십 가지, 많게는 수백 가지의 화학성분으로 이루어진 체계적인 화합물이다.
- 미량금속, 이온의 존재 하에서는 물질을 변취, 변색시킬 수 있다.
- pH의 변화에 민감하다 (알칼리에 약함)

🥗 에센셜 오일

🗿 오일이란?

- 정의 : 기름이라고 불리며, 상온 25℃에서 액상의 성질을 띠며 잘 녹지 않는다.
- 종류
  - 탄화수소류 : 석유, 석탄에서 저온 증류하여 나오는 연료유 또

는 윤활유와 같은 광물질을 말하며 대부분 고분자의 탄화수
소류로 이루어져 있다.

- **정유**(향유) : 대부분 저분자의 **탄화수소**(알코올, 케톤, 페놀, 알데하이드
 등)로 이루어져 있으며 향기를 가진 휘발성 오일이다. 향기를
 내므로 아로마 오일이라고 한다.

- **지방유** : 비휘발성 오일로서 대부분 트리그리세라이드(triglycer-
 ide)형태를 이루고 있다. 종류로는 올리브유, 해바라기유, 참기
 름, 옥수수유 등 다양하다.

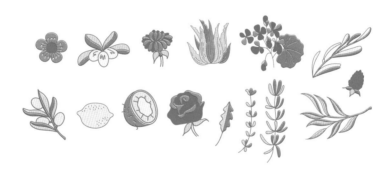

53

인퓨즈 오일(infuse oil)이란?

대부분의 오일들은 증류법, 압축법, 용매추출법 등을 이용하여
천연 순수오일을 추출한다. 인퓨즈 오일이라 하는 것은 일반 캐리
어 오일에 허브를 담궈 여과해서 사용하는 오일로 캐리어 오일의
변형된 오일이라고 생각하면 된다.

📿 에센셜 오일(EO)의 약리적 효과

항염증, 항진균, 수렴, 통경, 진경, 진정, 거담, 강장작용 등의 효과
가 있다.

📿 많이 쓰이는 오일들

- 유칼립투스 : 호흡기계(감기, 기침, 콧물, 거담, 알레르기 비염, 흡연), 면역력
  증강
- 클라리세이지 : 갱년기장애, 생리통완화
- 티트리 : 항균(바이러스, 박테리아, 곰팡이균)-무좀, 세정제
- 라벤더 : 불면증(마조람), 세포재생, 고혈압
- 로즈마리 : 집중력, 탈모, 피지분비밸런스, 근육통, 접지른 부위
  데, 멍든 부위에 효과가 있다.
- 레몬 : 공기정화, 집중력
- 캐모마일 : 아토피(이브닝프라임로즈), 편두통
- 펜넬 : 주름완화(프랑킨센스, 로즈힙)

🥣 에센셜 오일 추출법

아로마 오일을 추출하는 방법은 여러 가지가 있으나 가장 대표적
인 것이 수증기 증류법, 압축방법 그리고 화학용매를 이용한 추출

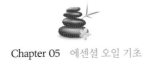

법 등이 있다.

증류법(Distillation)

대부분의 오일을 추출하는데 사용되는 방법이다. 뜨거운 물, 수증기를 이용하여 오일을 추출하는 방법으로 이미 5,000년 전부터 이용되었던 방법이며 10세기 말 아랍의 의사인 아비세나(980~1037)가 장미를 이용하여 오일을 추출하는 방법을 이용하여 재발견 되었다.

수증기 증류(steam distillation), 물 증류(water distillation)등이 있다. 식물에 수증기 또는 뜨거운 물을 접촉시켜 식물세포가 파괴되면서 세포 안에 들어있던 향을 수증기와 같이 증류해서 얻어내는 방법이다. 대량을 오일을 생산 할 수 있으며 공정비가 다른 방법에 비해 저렴하다. 그러나 열, 수증기 및 끓는점 때문에 향기 물질이 파괴될 우려가 있다.

🪷 대상 오일 : 대부분의 오일

- 수증기 증류법
  - 수증기 증류법은 떡을 찌는 원리와 비슷하다. 가마솥 같은 큰 통에 물을 붓고 채를 올려놓은 후 채 위에는 증류할 식물을 얹어 놓는다.
  - 가느다란 관이 달린 뚜껑을 덮은 후 열을 가한다. 열을 가하면 수증기와 더불어 식물의 향기 물질이 함께 가느다란 관을 통해 이동하고 이 관은 냉각장치를 통과하면서 수증기가 액

화되기 시작한다. 액화된 증류수는 큰 통에 담기게 된다. 일정한 시간이 지나면 무거운 물과 가벼운 오일로 분리가 된다. 이 중에서 가벼운 오일과 아로마 오일이 약간 섞인 오일 아래에 있는 증류수를 따로 분리한다. 그리고 여기서 아로마 오일을 추출해 낸다.

- 아로마 오일이 들어간 증류수는 Hydrosol 또는 Aquarom 이라 부르며 아로마 오일 대용으로 어린아이, 임산부에게 이용한다. 이런 아로마 증류수는 아로마 오일 향이 뛰어나기도 하며 효과도 좋다.

- 아로마 오일은 밀봉해 냉암소에 보관한다. 각 오일들은 숙성기간을 거쳐 아로마 오일이 된다. 숙성기간은 오일에 따라 다르며 짧게는 1개월에서 길게는 1년 이상 걸리기도 한다.

• **증기증류법** : 허브식물의 90%이상이 이 방법으로 정유를 추출한다. 1~2%만이 EO로 추출, 나머지는 Floral water

• **물 증류법**(water distillation)
- 식물성 원료를 끓는 물과 직접 접촉하여 얻어내는 방법이다. 이후의 방법은 수증기 증류법과 동일하다.

압축법(Expression)

감귤류의 오일을 추출하는 방법이다. 예를 들면, 자몽, 오렌지, 버가못, 레몬 등의 과실의 껍질에서 추출하는 오일은 열에 매우 약하므로 열이나 수증기를 가하지 않고, 식물에 일정한 압력을 가하여 추출하는 방법이다. 감귤류의 식물들은 수증기 증류법이나 용매 추출법 등 다른 방법을 이용할 시에는 좋은 오일을 얻을 수 없다.

우선 감귤류 과실의 껍질을 잘게 썰어서 약간의 물과 함께 섞은 후 기계를 이용해 즙을 짜낸다. 여기서 나오는 액을 모아 일정한 시간 동안 보관 후 원심분리기를 이용해 물과 오일로 분리한다.

🪷 대상 오일 : 감귤류

🔥 용매추출법

용매추출법은 휘발성 또는 비휘발성 용매를 이용하여 오일을 추출하는 방법이다. 주로 일부의 꽃잎 - 장미, 쟈스민, 네롤리 -에서 오일을 추출하는 방법이다. 이런 식물들의 향기 물질은 수증기, 고온, 압력을 가할 시 쉽게 파괴되며, 얻어지는 양이 너무 적기에 이 방법을 사용하고 있다.

식물의 원료에 휘발성 용매인 석유 에테르(Petroleum ether), 핵산(hexane), 에틸알코올(Ethyl alcohol)등을 이용하거나 아니면 비휘발성 용매 우지나 돈지 등을 이용한다. 아로마 오일과 결합된 이런 용매들은 고형의 왁스 형태로 굳는다. 이것을 콘크리트(concrete) 또는 포마드(pomade)라고 부른다. 이것은 약 50%의 아로마 오일과 50%의 식물성 왁스로 구성이 되어 있다. 여기에 알코올을 이용해 여러 차례 향기 물질을 휘발시킨 후 알코올을 제거한다. 이때 얻어지는 물질을 앱솔루트(absolute)라고 한다. 비교적 수율이 높은 아로마 오일을 추출할 수 있는 방법이기는 하나 아로마 오일에 휘발성 용매가 완전히 제거되지 않고 남아 있을 수도 있다.

- 용매추출법 : 휘발성 용매 사용
  - 농축(왁스-콘크리트)-알코올로 추출한다. - 자스민, 로즈 등

비휘발성 용매 추출

이 방법은 전통적인 방법으로 프랑스 남부지방에서 널리 행해졌었다. 동물의 지방을 이용하여 향기 물질을 흡수 시키는 방법이다. 노동력이 많이 드나 많은 양의 아로마 오일을 추출할 수 있다.

- 냉침법(Enfleurage)

유리판에 정제된 동, 식물의 지방유(돈지, 우지..)를 바르고 그 위에 식물의 재료를 올려놓은 후 다시 동, 식물의 지방유를 바른 유리판을 덮어 놓은 후 일정한 시간동안 방치한다. 보통 24시간 이상이며 유리판에 바른 지방유가 향을 포화상태로 흡수 할 수 있도록 식물의 재료를 새로 계속 교체해 준다. 이렇게 꽃과 지방유가 합쳐진 상태를 포마드(pomade)라고 한다.

이런 포마드 형태는 두발 제품에서 쉽게 찾아 볼 수가 있다. 이런 제품에는 번호가 쓰여져 있다. 예를 들면, 'No. 27'의 의미

는 유리판에 식물의 재료를 27번 교체하여 얻어낸다는 의미이다. 이 포마드에 다시 ether, Ethyl alcohol과 같은 용매를 섞어 향기 물질을 녹인 후 이 중에서 용매를 없애고 향을 추출하는 방법이다.

🪷 대상 오일 : 장미, 쟈스민

- **온침법**(Maceration)

  이 방법은 냉침법과 흡사하다. 일부 식물, 쟈스민, 장미의 꽃잎을 채집 후 향기 물질이 남아있으나 네롤리(오렌지꽃), 일부의 장미는 채집 후 향기 물질이 파괴되기에 단시간에 향기 물질을 추출하여야 한다. 이 때 온침법이 이용된다.

  동, 식물성 지방유를 가열하여 일정한 온도를 유지시킨 후 여기에 식물의 꽃잎을 넣어 일정한 시간 동안 방치한다. 그리고 다른 꽃잎으로 교체한다. 이렇게 여러 번 반복하다보면 지방유는 향기 물질의 포화상태가 된 pomade 형태로 바뀐다. 냉침법과 마찬가지로 용매를 이용해 향기 물질을 얻어낸다.

59

휘발성 용매추출

신선한 꽃잎에 용매(ether, hexane)를 넣고 상온에 둔다. 이것을 저온으로 옮겨 일정한 시간 두면 왁스타입의 물질이 얻어진다. 이것을 콘크리트라고 한다. 콘크리트에 에탄올을 넣고 여러 차례 휘발시켜

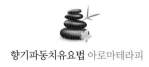
서 향기 물질을 얻어내는 방법이다.

액화 이산화탄소 추출법

공기 중에 기체로 존재하는 이산화탄소는 온도를 낮추고 압력을 높이면 액체로 바뀌고 여기에 온도를 더 낮추고 압력을 가하면 고체로 바뀌는 특성을 가지고 있다. 'dry ice'는 고체 상태의 이산화탄소이기도 하다. 액화 이산화탄소 방법이란 액체의 이산화탄소를 용매처럼 이용하여 아로마 오일을 추출하는 방법이다.

식물의 재료에 액체의 이산화탄소를 가하면 향기 물질을 용해하고 향기 물질이 녹아있는 이산화탄소를 증발시켜서 아로마 오일을 얻어내는 방법이다. 열, 강한 압력, 용매에 의해 식물의 향기 물질이 파괴되는 것을 막으며 안전하게 얻어낼 수 있으나 비용이 비싸다. 용매로 액화 프로판, 부탄, 탄산가스를 이용하기도 한다.

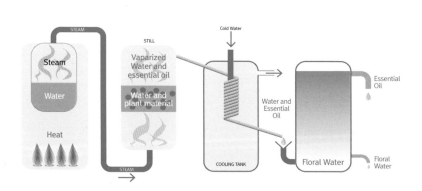

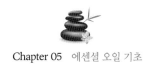

에센셜 오일의 선별방법

🔥 정유의 origin name을 확인한다.

식물의 학명을 확인하는데 이것은 그 오일의 얼굴과도 같다. 그 오일의 특성을 가늠하는 기준이 된다.

학명이란 생물의 분류군에 주어지는 세계 공통의 이름이며 스웨덴의 린네에 의해 제창된 이명법을 기본으로 한다. 학명은 라틴어 또는 라틴어화한 말이 사용되고 학명을 쓸 때는 이탤릭체를 사용한다.

🌿 라벤더 - Lavendula officinalis, 티트리 - Melaleuca alternifolia

🔥 원산지를 확인한다.

61

식물이 자란 환경에 따라 식물의 향기 물질의 특성이 달라진다. 허브는 토양, 기후 등 환경에 의해 향기 물질이 결정되기 때문이다.

🔥 정유 추출방법을 확인한다.

🔥 정유의 용기를 확인한다.

dropper가 부착이 되어 있으며 자외선을 차단할 수 있는 갈색 또는 불투명 유리병, 알루미늄 용기에 들어 있는지를 확인한다.(보관은 냉암소에 한다.)

■ 정유를 손등에 떨어뜨려 문질러 보고 향을 맡아본다.

너무 미끌거리거나 휘발하지 않고 피부에 잔여물이 남을 경우 캐리어 오일이 혼합되었거나 불순물이 들어갔을 수도 있다. 또, 정유가 쉽게 휘발되는 것 또한 좋지 않다. 정유에 알코올을 넣어 휘발력을 높인 것도 있기 때문이다. 향을 blotter라는 냄새 맡는 종이를 이용하여 향을 맡음으로 구분하는 것이 좋은데 이 방법은 많은 연습과 경험이 필요하다. 장미와 제라늄의 향은 거의 흡사하다.

일부 공급처에서는 제라늄을 장미 오일처럼 속여 판매하거나 대용으로 사용하는 곳이 있다. 그래서 순도가 높은 천연향에 익숙해 있어야 하며 각 향의 특성을 기억하고 있어야 한다. 최초의 현대식 향수 샤넬 No.5를 만든 모스크바 태생의 조향사 에네스트 보는 그의 코로 약 700가지 향을 구분할 수 있었다고 한다. 이런 후각의 발달은 지속적인 연습을 통해 학습이 가능하다.

■ 정유를 알코올, 물에 섞어본다.

알코올 희석 시 잘 섞이지 않는 것은 다른 지방유나 레진 등의 불순물이 많이 들어 있다는 이야기다. 또한, 물에 혼합 시 물이 뿌옇게 되거나 우유 빛을 띠는 것은 불순물이 많이 들어 있다는 것이다.

■ 정유를 캐리어 오일에 섞은 후 정유의 점도를 비교해 본다.

소량의 정유를 왼손으로 비벼 점도를 느껴본다. 그리고 다른 손에는 캐리어 오일에 정유를 섞은 것을 손으로 비벼서 점도를 느껴 본다. 정유의 양을 늘리기 위해 정유에 캐리어 오일을 혼합하기도 하기 때문이다.

♨ Gas chromatography를 이용한 성분조사

이 방법으로 기술과 고가의 기기를 필요로 하기 때문에 일반 사람들이 하기에 힘들어 전문기관에 의뢰하여야 하며, 비용이 비싸다. 이 방법은 휘발성 물질을 고분자 액체와 gas(carrier gas)사이의 분배를이용해서 향기 성분을 분리하고 검출기로 chromatogram이라는 결과를 얻어 비교하는 방법이다. 쉽게 사용할 수는 없지만 이 방법을 이용해 정유 공급체에 성분 분석표를 의뢰하여 각 정유의 성분을 알 수가 있다. 간혹 정유에 들어있지 말아야 할 독성물질이나 불순물이 들어있는 경우도 있다.

🍵 에센셜 오일의 흡수경로

아로마 오일의 성상은 오일 상태인 액체와 기체 상태의 독특한 향으로 크게 나눌 수 있다. 액체인 경우에는 피부, 또는 입을 통해 인체에 흡수시킬 수 있으며 기체인 경우에는 폐, 코를 통해 흡수될 수 있다.

피부를 통한 흡수

피부는 우리 인체를 외부의 유해인자로부터 보호하고 있으며 인체를 구성하는 가장 방대한 기관이다. 이런 피부는 아로마 오일을 체외에서 체내로 흡수시켜주는 통로 역할을 한다.

아로마 오일은 입자가 아주 미세하여 피부에 쉽게 통과가 된다. 아로마 오일은 지방 물질에 쉽게 용해되는 성질을 가지고 있기 때문에 피부에서 분비하는 피지 성분에 쉽게 녹아 피부에 쉽게 흡수된다. 이렇게 흡수된 아로마 오일을 미세한 입자들은 림프관 또는 모세혈관으로 흡수되어 우리 몸을 순회하며 각 세포, 조직과 기관에 영향을 끼치고 여분의 아로마 오일 입자들은 신장, 폐, 피부 등을 통해 체외로 배설된다.

아로마 오일이 인체 내로 흡수되는지를 알아보기 위해 마늘을 가로로 잘라 발바닥에 일정 시간 동안 문지르거나 마늘 오일을 피부에 문지르고 약 20~30분 후에 호흡을 하면 호흡에서 마늘 성분이 검출된다. 하지만 이렇게 모든 아로마 오일들이 인체 내에 빨리 흡수되는 것은 아니다. 오일의 종류, 적용하는 대상의 건강상태에 따라 달라질 수 있다.

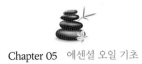

🔥 입을 통한 흡수

입을 통한 흡수는 우리가 음식물을 섭취하면 몸에서 일어나는 소화과정의 경로와 같다. 하지만 아로마 오일을 음용하는 것에 대해 아로마 관련단체 또는 아로마테라피스트 사이에서 여러 주장을 하고 있다. 그 주장은 크게 3가지로 나누어 볼 수 있다.

주장 1. 음용을 절대 피한다. 아로마 오일의 짙은 농도와 유독성 때문에 입을 통한 아로마 오일의 성분이 인체에 해를 끼친다고 생각한다. 특히, 미국, 영국 외 기타 국가에서는 아로마 오일의 음용을 법적으로 규제하고 있다.

주장 2. 음용을 찬성한다. 프랑스에서는 전통의학을 배운 의사나 약사는 아로마 오일을 식물성 오일에 희석하여 음용을 권한다. 뿐만 아니라 마늘에서 추출한 아로마 오일을 정제하여 호흡기질환의 내복약으로 이용한다고 한다.

주장 3. 극미량은 상관없다. 각종 식품, 음료에 극소량을 희석하여 먹는 것은 상관없다.

음용은 많은 양의 아로마 오일을 섭취하지 않는 이상 효과를 보기 어렵다. 섭취한 아로마 오일은 위액에 의해 분해 되기에 많은 양을 섭취해야 하는데 그러다 보면 다른 기관에 해를 끼칠 수 있다. 우리는 아로마 오일을 입을 통해 흡수를 시키는 대신 피부, 코, 폐를 통해 흡수 시킬 수 있으며 아로마 오일을 섭취하는 대신 허브차를 마시는 방법이 안전하리라 생각한다.

코를 통한 흡수

심리학자 아이반 블록 박사(Dr. Ivan Block) 는 "인생은 냄새를 통한 여행이다"라고 했다. 이렇게 사람은 살아가면서 많은 냄새에 의해서 영향을 받고 또, 냄새에 노출되어 있다.

후각은 인간이 가지고 있는 오감 중 가장 먼저 발달하는 감각기관이다. 하지만 다른 감각기관에 비해 과학적인 검증, 연구가 미흡한 분야 중에 하나이다. 코를 통해 흡입된 공기는 후각조직의 후선모, 후각소포, 후각세포, 후각 신경섬유의 경로를 통해 뇌에 자극을 전달하는데, 어떠한 형태로 뇌에 전달되는지는 정확하게 밝혀진바가 없지만 다음과 같은 학설이 있다.

효소설

- 후각기관에 있는 효소는 냄새에 의하여 영향을 받아 자극으로 변한다. 세포 안에는 많은 신진대사 과정이 일어나는데, 그 중에 제어 단백질이라고 하는 단백질이 특별한 입체 구조적인 인식을 함으로써 냄새를 느끼게 할 수 있다는 학설이 있다.

흡착설(The Theory of Interfacial Adsorption)

- 냄새 감각을 인접한 후각막과 점액의 소수성, 친수성의 공유영

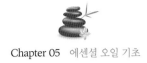
역에서 일어나는 반응에 의해서 자극된다는 것, 즉 물과 오일의 상호층 사이에서 흡착 활성에너지와 분자의 교차부분 사이의 관계가 연결되어 냄새를 감지한다는 학설이 있다.

측면 구조 가능 그룹에 관한 학설(The Profile Functional Group Theory)

- 냄새의 특징은 냄새물질의 크기, 모양과 함께 분자의 말초기능기에 관계된다는 학설이 있다.

입체 구조설(The Stereochemical Theory)

- 냄새의 차이는 냄새 분자의 외형과 길이, 폭 등에 의해 결정된다는 설로 Moncrieff(1951)의 생각을 Amoore(1962)가 발전시킨 학설이 있다.

-

진동설(The Vibrational Theory)

- 냄새를 내는 물질로부터 그것을 감지하는 동물이나 사람에게 광이나 음과 같은 진동에 의해서 냄새가 전파되어 후각을 자극하여 냄새가 난다는 학설이 있다.

이 중에서 가장 대중적이고 많은 학자들이 믿고 있는 것이 바로 '진동설'이다. 진동설은 냄새를 내는 물질로부터 그것을 감지하는 사람 또는 동물에게 광, 음과 같은 진동에 의해서 냄새가 전파되어 후상파를 자극하여 냄새가 난다는 학설이다.

이렇게 향기 물질은 코를 통해 대뇌로 연결되어 후각신경을 자극한다. 이 후각신경은 대뇌변연계를 자극한다. 대뇌변연계는 원초적이고 본능적인 활동(식욕, 성욕, 수면욕, 목마름, 체온)에 관여하고 우리 몸의 호르몬 분비 등을 담당하는 시상하부와 그것을 둘러싸고 있는 대뇌피질로 구성되어 있다. 대뇌피질은 사람의 학습기능, 창조기능, 사색기능, 전반적인 정신활동 등 인지능력을 담당하는 기능을 가지고 있다.

향기 물질은 이렇게 시상하부와 대뇌피질을 자극하므로 과거의 기억을 연상 할 수 있도록 해주며 우리 몸의 혈압과 맥박을 조정하는 역할을 한다. 너무 이완되었거나 흥분되었을 때 향기 물질은 반대의 감정으로 우리 몸을 이끈다. 또한 스트레스 또는 외부 자극으로 몸의 항상성이 깨졌을 때 본인이 좋아하는 향을 맡음으로서 즐겁고 편안한 마음을 가지게 한다. 과로로 인해 일의 능률이 오르지 않을 때에는 심신에 활력을 불어 넣어주고 보다 창조적으로 만든다.

폐를 통한 흡수

우리가 호흡을 하게 되면 아로마 오일의 향기 물질은 코를 통해 일부는 폐로 들어가게 된다. 이러한 향기 물질은 기관지를 지나 기관지 끝자락에 분포된 포도알 같은 폐포에 도착하게 된다.

폐포는 우리 몸에 수십만 개가 존재하며 이산화탄소와 산소의 가

스교환을 통해 사람이 숨을 쉴 수 있도록 해준다. 폐포는 가느다란 모세혈관으로 촘촘히 감싸져 있으며 이러한 모세혈관은 동맥, 정맥과 연결되어 있다. 아로마 오일의 향기 물질이 폐포를 감싸고 있는 혈관들을 통해 우리 몸을 순회하고 각 세포, 조직과 기관에 작용하고 일부는 폐, 피부, 신장을 통해 체외로 방출된다.

에센셜 오일(EO) 흡수경로

- 코(흡입)-후각신경-변연계(0.5초)-신경전달 물질(자율신경계, 내분비계, 면역계)
- 코(흡입)- 폐- 혈액순환(전신에 전달)
- 피부-도포(마사지)-혈액순환(전신에 전달), 도포 후 10분이 지나면 혈액에서 발견된다. 최고조가 되는 시점은 약 15~20분 후이다.

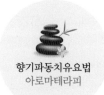

향기파동치유요법
아로마테라피

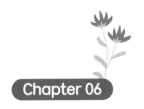

Chapter 06

에센셜 오일 가이드

🥣 에센셜 오일의 활용

• 흡입법

   - 건조 흡입법(티슈, 손수건) 2~3방울

   - 향 확산법(발향) : 물 100ml에 EO

   - 램프 : EO 3~5방울, 3-4시간 흡입

• 스팀법

   - 대야에 600ml 정도 뜨거운 물 + EO 3~5방울 첨가

   - 20~30Cm 거리에서 5내지 10분간 스팀을 쐰다.

- 습포법

  - 물 1리터 + EO 5~10방울

  - 수건에 적셔 짜서 찜질한다(급성-냉습포/ 만성-온습포).

  - 최소 3번 교차(냉-온-냉) 끝에 냉습포로 마무리한다.

- 수욕법

  - 전신욕 : 욕조에 8~15방울(6~10방울)
    20분간

  - 반신욕(배꼽까지) : 5방울

  - 좌욕 : 5방울

  - 족욕 : 5방울(2~6방울)-페퍼

72

- 마사지법

  - 1-3%, 캐리어 오일 25ml + 5~15방울(1명 마사지용)

  - 소아, 노약자는 1%이하로 한다(비염의 경우- 흡입하고 코부위 얼굴에 바라주면 더 좋다).

- 가글링

  - 물1컵에 EO 1~2방울

에센셜 오일의 사용시 주의사항

에센셜 오일의 사용시 주의할 사항들은

- 순수한 오일을 사용할 것
- 희석하지 않은 오일 사용을 금함
- 흡입이나, 도포 등 오일에 너무 오랜 노출 자제
- 감광성에 주의
- 먹지 말 것 (점막이나, 간에 치명적)
- 적정량을 사용 할 것 (어린이-성인의 1/2)
- 어린이에게 안전한 오일-라벤더, 로만캐모마일을 사용할 것
- 임신초기에 주의를 요함

 임신시 주의해야 할 오일

바질, 시더우드, 클라리세이지, 사이프러스, 펜넬, 자스민, 쥬니퍼, 마조람, 미르, 페퍼민트, 로즈마리, 타임

- 간질환자
   - 펜넬, 히솝, 세이지, 로즈마리, 페퍼민트

- 고혈압
   - 히솝, 로즈마리, 세이지, 타임

소아 (유아)를 위한 오일

- 0~6개월 : 라벤더, 캐모마일 로만
- 6~12개월 : 라벤더, 캐모마일 로만, 만다린, 네롤리, 로즈, 아니

73

시드, 블루 캐모마일

- 1~6세 : 라벤더, 캐모마일, 만다린, 네롤리, 로즈, 아니시드, 블루캐모마일, 스위트오렌지, 티트리, 팔마로사, 로즈우드, 코리안더
- 7~12세 : 바질외 사용 가능

🌿 에센셜 오일의 추출부위와 효능

에센셜 오일의 추출부위에 따라 효능의 차이가 있다. 사람을 거꾸로 뒤집어 놓으면 식물과 같은 상황이 된다. 그래서 부위에 따라 사람에게 그대로 작용한다고 보면 된다.

대략적으로 뿌리는 머리, 뇌에 작용하고 꽃은 하체(신장, 생식기)에 작용하며 잎은 광합성 작용을 하기 때문에 우리 몸의 폐에 해당을 한다. 그래서 잎은 호흡기에 도움이 된다. 줄기는 피부에 관여한다고 보면 된다.

- 열매는 해독작용, 이뇨작용 – 블랙페퍼, 주니퍼베리
- 꽃은 해독, 진정, 세포재생 작용을 한다. – 클라리세이지, 네롤리, 히숍, 라벤더 카모마일, 자스민, 일랑일랑 등
- 잎은 감기 비염 등 호흡기질환에 도움이 된다. – 티트리, 유칼립

투스, 레몬그라스, 팔마로사, 제라늄, 페퍼민트, 파슬리, 마조람, 페츄리, 히솝 등

- 씨앗은 이뇨작용에 도움이 된다.
- 뿌리는 신경통완화작용에 도움이 된다. - 베티저, 진저
- 가지는 호흡기질환, 방부작용에 도움이 된다. - 프랑킨센스, 미르, 벤조인 등

에센셜 오일의 화학적 분류

화장품은 수십 가지 이상의 화장품 성분들로 구성되어 있다. 이 개별적인 성분들이 피부를 유연하게 하고 피부를 촉촉하게 만들어 준다. 아로마 오일 또한 마찬가지로 수십 가지, 많게는 수백 가지의 화학물들이 모여 하나의 아로마 오일을 만든다. 이런 화학적 성분들이 각 아로마 오일의 향과 효능을 결정하는 중요한 자료이다. 또한 아로마 오일의 블랜딩 시 참고 자료가 되는데 예를 들면, 테르펜과 에스테르, 알코올과 페놀, 케톤과 알데하이드는 잘 혼합이 된다. 이러한 각 아로마 오일의 화학적인 성분들은 식물의 재배지와 성장 환경에 따라 달라진다. 그러므로 각 식물의 원산지와 식물의 학명이 중요하다.

일반적으로 에센셜 오일은 수소(hydrogen), 탄소(carbon), 산소(oxygen)

등으로 마치 건물의 벽돌구조와 같이 짜임새 있고 체계적인 화학적 결합으로 구성 되어 있다. 이것은 크게 두 그룹으로 나누는데 탄화수소와 산화물질이다. 탄화수소는 탄소와 수소를 중심으로 결합되어 있으며 테르펜(terpenes : monoterpenes, sesquiterpenes & diterpenes)으로 구성되어 있다. 산화물질은 탄화수소에 산소가 결합된 것을 말한다. 주로 에스테르(esters), 알데하이드(aldehydes), 케톤(ketones), 알코올(alcohol), 페놀(phenols), 옥사이드(oxides)와 같은 산소 화합물로 이루어져 있다. 여기에 산(acid), 락톤(lacton), 니트로겐(nitrogen) 화합물도 때때로 보인다.

테르펜(Terpenes)

Terpenes는 수소와 탄소분자로 이루어져 있으며 모든 테르펜은 식물 생화학의 필수적인 뼈대를 이루는 기본단위인 이소프렌(isoprene : 탄소 5개로 구성) 구조를 기초로 하고 있다. 몇 개의 이소프렌으로 구성되었느냐에 따라 모노테르펜, 세스퀴테르펜, 디테르펜으로 나뉜다.

모노테르펜(monoterpenes)

두 개의 이소프렌으로 되어있으며 10개의 탄소를 가지고 있다. 아로마 오일 가운데 가장 많이 나타나는 물질이다. 레몬이나 오렌지 등의 오일과 침엽수 허브에서 추출한 대부분의 오일에 주로 들어있다. 모노테르펜은 색깔이 비교적 투명하고 점도(끈적거림)가 약하며 휘발성이 강한 것이 특징이다. 모노테르펜을 많이 함유하고 있는 오일은 가벼운 것이 특징이고 정신을 맑게 하고 집중력을 높여주는 효능이 있다. 또한 실내의 공기에서는 강력한 방부적 효능이 있고, 종류에 따라서는 항균 및 항바이러스 작용을 하기도 한다. 흥분작용과 강장작용을 하기도 한다. 그리고 사용량을 많이 하거나 오일을 뜨거운 물과 결합하는 경우, 심한 마찰을 할 경우에는 피부나 점막을 자극해 발적(發赤)현상과 염증이 생길 우려가 있다.

세스퀴테르펜(sesquiterpenes)

세 개의 이소프렌 단위로 구성되어 있으며 여기엔 15개의 탄소분자가 포함된다. 모노테르펜이 에센셜 오일에서 보편적인 구성요소였다면 세스퀴테르펜은 그다지 보편적인 것이라 할 수는 없다. 여기에 속하는 물질들은 몸의 온도를 낮추는 작용을 하며 살균, 소독작용을 하고, 진정 작용과 항 알러지, 항염증 작용을 한다. 카모마일에서 추출하는 대표적인 성분이 아줄렌(azulene)이다.

디테르펜(diterpenes)

네 개의 이소프렌, 탄소 20개로 구성되어 있다. 분자 구조상 무겁기에 증류 과정에서 걸러지며 아로마 오일 중에서 거의 찾아보기가 힘들다. 작용으로는 거담, 항균, 항바이러스 작용을 한다.

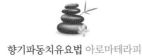

🝰 알코올(alcohol)

알코올은 가장 다양한 테르펜계 유도체이다. 이들은 보통 10개의 탄소를 함유하는 모노테르펜을 기본으로 한다. 리나로올(linalool : 로즈우드에 함유)과 제라니올(geraniol : 제라늄에 함유)은 모노테르펜계 알코올의 대표적인 예이다.

아주 드물게 식물성 알코올이 세스퀴테르펜을 기본으로 하는 경우가 있다. 백단향(샌달우드)에서 발견되는 산타롤(santalols : 임균성요도염, 방광염 등에 쓰이는 요도 소독제)과 호주 서부에 서식하는 유칼립투스 나무에서 증류하여 만든 퓨잔올(fusanols)이 세스퀴테르펜을 기본으로 하는 세스퀴테르펜계 알코올의 대표적인 예이다. 알코올이 함유되어 있는 여러 종류의 아로마 오일은 효능이 부드럽게 작용하기 때문에 가장 안전하고 유용한 오일로 이용되고 있다.

알코올이 함유되어 있는 오일은 미생물에 대해서 놀라울 정도의 효능이 있지만 인체에는 무해하다. 이러한 이유로 피부 관리 시 염증을 억제시키고, 살균 소독의 목적으로 사용하면 좋다. 또한, 알코올을 주성분으로 하는 오일은 대부분 좋은 향기를 가지고 있어 신경을 강화하는 작용과 기분을 좋게 하는 작용을 한다. 또한, 혈압을 약간 낮추는 작용을 하는 것으로 알려져 있다.

🝰 알데하이드(Aldehydes)

알데하이드는 일차 알코올의 산화로 만들어진다. 알데하이드는

78

광범위한 자연 에센셜 오일의 구성성분이다. 그 예로 시남알데하이드(cinnamaldehyde : cinnamon), 시트랄(citral : lemongrass에 함유), 시트로네랄(citronellal : citronella에 함유)이 있다. 알데하이드는 약간의 과일 향을 가지고 있다.

알데하이드가 주성분인 아로마 오일은 신경 안정작용과 염증 완화작용을 하는데, 특히 오일을 대단히 낮은 농도로 희석했을 때 그 효과가 가장 크다. 농도가 강했을 때는 효과가 배가 되기보다 오히려 역작용이 일어난다. 알데하이드는 항바이러스 작용과 혈압을 낮추는 작용을 하며 벌레를 쫓는데 이용되기도 한다. 알데하이드는 독성은 없지만 경우에 따라서 피부를 자극할 수도 있다.

케톤(Ketones)

이 물질은 구조적으로는 알데하이드와 비슷하다. 이들은 이차 알코올의 산화를 통해 만들어진다. 케톤은 안정된 물질이며 더 이상은 쉽게 산화되지 않는다. 케톤은 여러 종류의 오일에 함유되어 있으나 그 양은 극히 적은 편이다. 그 예로는 판넬(fenchone : fennel에 함유), 카본(carvone : caraway에 함유), 그리고 캄퍼(camphor : rosemary에 함유)가 있다. 케톤은 종종 체내에서 일어나는 신진대사를 방해하기도 해서 소변배설에 있어 장애를 초래하기도 한다.

또한, 용량을 과다하게 하거나 장기적으로 사용하면 신경체계에 해로운 작용을 하며 유산과 간질을 유발할 수 있다. 그러므로 특히 어린이와 임산부는 케톤이 함유되어있는 아로마 오일의 사용을 금해야 한다. 반면에 용량을 적게 하여 사용하면 세포의 생성이나 재생에 대한히 좋은 효과를 가지고 있다. 또한, 가래를 뽑아내고 가래를 없애는 작용을 한다.

에스테르(Esters)

에스테르는 알코올이 산과 반응하면서 발생하는 화학적 조직체이다. 열매가 숙성될 때 버가못(bergamot)에서는 리나롤(linalool : 알코올의 물질)이 리나릴아세테이트(linalylacetate)로, 박하(peppermint)에서는 멘톨(mentol)이 멘틸 아세테이트(menthyl acetate)로 전환된다.

에스테르는 숙성된 과일, 식물 또는 만개한 꽃에 다량 함유되어 있으며 과일향이 강하게 나는 것이 특징이다. 에스테르는 독성이 없고 인체에 무해하다. 또한, 신경을 안정시키고 긴장을 완화시켜주는 작용이 탁월하여 마사지 시 응용하면 좋은 결과를 얻을 수 있다.

페놀(Phenols)

알코올과 마찬가지로 페놀으 '- OH기'(수산기)를 가지고 있다. 페놀에서는 이 '- OH기'가 직접적으로 벤젠고리에 붙게 된다. 그러면 '- OH기'의 반응은 빨라진다. 이것은 즉, 페놀이 매우 자극되었음을 의미한다. 식물성 자연물질인 페놀은 몇 종류의 꿀풀과 허브에 함유 되어있다. 식물성 페놀은 몇 년 전 환경오염과 관련하여 암을 유발하는 광유(鑛油)에서 나온 독성 페놀과는 달리 인체에 이롭게 이용할 수 있다. 식물성 페놀들은 공교롭게도 알코올처럼 여겨지게 들리는 이름을 가지고 있다.

예를 들면, 티몰(thymol : thyme에 함유)과 유게놀(eugonol : clove에 함유)은 페놀이다. 페놀이 주성분인 오일은 강한 항바이러스 및 항균 작용 그리고 방부 작용을 한다. 또한, 혈액순환을 촉진하고 혈압을 상승시키는 작용을 하기도 한다. 페놀이 함유되어 있는 오일을 장기간 또는 용량을 과다하게 이용하면 간에 손상을 줄 수 있다고 알려져 있다. 또한, 피부와 점막을 자극 할 수 있으므로 피부에는 희석하여 사용하여야 한다. 어린이와 임산부는 페놀이 함유되어 있는 오일을 이용하지 말아야 한다.

산화물(옥사이드 : oxides)

산화물은 높은 온도 그리고 공기나 물에 장시간 노출시 쉽게 분해 되는 보기 드문, 그리고 반응성이 매우 큰 화학물이다. 산화물은 분자에서 하나의 산소원자가 두 개의 탄소원자 사이에 위치하고 있는 물질이다(C-O-C). 에센셜 오일들에서 발견되는 가장 중요한 산화물은 cineole인데 유칼립투스 오일로부터 얻어져 eucalyptol로 알려져 있다. 이것은 거담효과가 아주 뛰어나다.

락톤(Lactones)

락톤은 분자 크기가 커서 증류과정에서 걸러진다. 그러나 락톤의 간단한 분자들이 아로마 오일에 함유되어 있는 경우 이러한 것들이 낮은 휘발성을 가지며 자외선과 만나면 화학적인 반응을 일으켜 피부를 검게 타게 만든다.

또, 락톤 물질 중에 하나인 Costuslactone은 자외선의 도움 없이도 피부에 반응을 일으켜 검게 타게 만드는 작용을 한다. 특히, 버가못 오일은 시원하고 상큼한 감귤향으로 향수 제조 시, 아로마테라피 시 많이 쓰이고 있다. 그러나 여기에는 bergepton이라는 물질이 들어있는데 락톤의 대표적인 성분이다. 이것은 벨크로 피부염(berloque dermatitis : 귀 뒤에 뿌린 향수의 일부가 목으로 흘러내린 후 자외선과 만나 화학반응을 일으켜 목에 목걸이를 두른 것처럼 피부에 색소침착 현상이 일어나는 것)의 원인물질이기도 하다.

그래서 요즘 시중의 버가못 오일용기를 보면 'bergamot FCF'라는 문구가 기재되어 있다. 이것은 Furo - Coumarin Free의 약자이다. bergapten은 Furo - Coumarin이라는 화학적인 계열에 속하는데 바로 이것이 들어있지 않다는 뜻이다. 여기에 속하는 화학물은 썬탠 제품의 원료로 많이 사용되며 염증을 완화시켜주는 효능을 가지고 있다.

산(Acids)

acid는 에센셜 오일들에서는 드물고, 일반적으로 낮은 휘발성을 갖는다. acid의 이름들은 '-ic acid'이 붙으며 항상 -COOH 그룹을 가지고 있다. 오일 증류과정에서 대부분 걸러진다.

푸란 : 목지에서 얻어지는 무색의 액체(Furans)

푸란은 산화된 성분으로 그 고리에서 산소가 존재한다. 그들은 단지 몇몇 에센셜 오일에서 발견된다.

황화기(Sulphur compounds)

에센셜 오일에서는 드물게 발견되는 반응성 분자들이다. 그들은 terpenes이나 sesqiterpenes로부터 기인하지 않으며 때때로 매우 자극적이다.

미량의 성분(Trace constituents)

아로마 오일은 적게는 수십 가지, 많게는 수백 가지의 화학물로 구성이 되어있다. Trace성분은 매우 적은 양의 화학물들이 아로마 오일 안에 존재하는 것을 말한다. 예를 들어, 1.8 cineole은 유칼립투스 오일의 주요한 성분이고 보통 약 80%정도의 농도로 존재한다. 그러나 만다린 오일에서 1.8 cineole은 유칼립투스 오일에서 보다 4,000배나 낮은 0.002%가 검출된다. 만다린 오일은 하나의 주요한 성분, 즉 다른 terpenes와 함께 존재하는 d-limone으로 구성되는데 오일의 95%를 차지한다. 그리고 5% 정도의 남은 성분들은 적어도 74개의 개개의 화합물로 구성되어 있다.

에센셜 오일의 종류

바질(Basil-양)

달걀모양의 짙은 녹색 잎으로 약초의 왕, basilicum은 희랍어로 왕이라는 뜻이다.

인도에서 매우 신성시 여기는 식물이며 사람이 죽은 후, 묘 주변에 심어 죽은 사람의 영혼을 달래는 목적으로 이용했고 중국인은 간질병 치료에 바질을 이용했다는 기록이 있다. 외국에서는 육류나 생선요리의 양념으로 널리 이용되고 있다.

- 학명 : Ocimum basilicum
- 원산지 : 프랑스, 미국, 남아메리카, 아프리카
- 추출부위 : 꽃, 꽃잎
- 추출법 : 수증기 증류법

- 향의 휘발도 : middle note
- 성격 : 매우 가볍고 상쾌한, 달콤한 향기로 무색의 옅은 노란색
  을 띤다.
- 효능 : 호흡기 장애, 근육경련, 피부노화, 육체와 정신을 고양,
  지적인 사고를 할 때 집중력 향상, 근심걱정, 불면증 관리, 편두
  통에 탁월하다.
- 효과 : 항통증, 항우울, 항감염, 감정 정화 및 강장, 생리촉진,
  땀 분비 촉진, 소화성 문제, 거담제, 해열제, 신경 강장에 효과가
  있다.
- 주의 : 민감성 피부와 임신 시 사용을 피한다.

85

버가못(Bergamot-음)

부드러운 달걀 모양의 잎을 가지며 4~5m까지 자라는 감귤류의
작은 나무이다. 버가못은 이탈리아의 작은 도시 이름에서 유래 되
었다. 향수제조에 많이 이용된다.

- 학명 : Citrus aurantium bergamia
- 원산지 : 이탈리아
- 추출부위 : 과일의 내피
- 추출방법 : 냉 압착법
- 향의 휘발도 : Top note
- 성격 : 가볍고 상쾌, 따뜻한 꽃 향(레몬, 오렌지보다 약함)을 지닌 가벼

운 초록빛의 노란색 액체

- 효능 : 정맥류, 치질, 호흡곤란, 구취, 방광염, 복통, 건선, 습진, 여드름 등
- 효과 : 항통증, 항우울, 혈액순환, 모세혈관질환, 살균방부, 구풍, 수렴, 냄새제거, 소화성 문제 등에 효과가 있다.
- 주의 : 감광성, 자외선에 주의, 민감피부(1% 이내로 사용)

 블랙페퍼(Black pepper-양)

하트모양의 잎과 작은 흰 꽃을 가지며, 5m까지 자라는 다년생의 나무 같은 넝쿨이다. 인도에서는 폭넓게 사용되었으며 예전에 향의 교역물로서 귀한 향료 중 하나였다.

- 학명 : Piper nigrum
- 원산지 : 인도네시아
- 추출부위 : 말린 씨
- 추출방법 : 수증기 증류법
- 향의 휘발도 : Top note
- 성격 : 신선하고 자극적인 향, 말린 나무 향, 상쾌하고 건조한 나무 향, 따뜻하고 향기로운 향을 가진 물빛 흰색에서부터 옅은 올리브색까지의 유동성 액체
- 효능 : 근육통에 이상적 작용, 구풍제, 변비치료, 관절염, 발적제, 신경계강화

- 효과 : 항통증, 살균방부, 항경련, 최음, 구풍, 땀 분비, 이뇨, 발적, 위 강장, 설사제, 신경 강장 등에 효과가 있다.
- 주의 : 많은 양을 사용 시 신장, 피부에 자극적일 수 있으므로 낮은 농도로만 사용한다.(혼합물에서는 1%를 넘지 않도록)

시달우드(Cedarwood-양)

이집트인들은 미이라 제조 시 방부제로 사용하였고 종교적 행사에 많이 사용하였다. 또한, 흑사병이 런던을 위협했을 때 시달우드 가지를 큰 광장에서 불태워 공기를 정화시키는데 사용하였다. 이 오일은 향수의 고착제로서 많이 사용되고 있다.

- 학명 : Cedrus atlantica(아틀라스 시다우드), juniperus virginiana(버지니안 시다우드)
- 원산지 : 알제리, 모로코, 미국
- 추출부위 : wood, 그루터기, 톱밥,
- 추출방법 : 수증기 증류법
- 향의 휘발도 : middle - base note
  - 성격
    아틀라스 시달우드 - 캄퍼성 탑노트, 나무발삼 베이스노트
    버지니안 시달우드 - 달콤한 발삼, 연필냄새
- 효능 : 진정과 조화, 신경계 강장, 명상을 돕는다. 지성피부에 탁월, 지루, 비듬, 탈모에 효과적이다

87

- 효과
  - 아틀라스 - 최음, 살균방부, 수렴, 이뇨, 거담, 방충, 진정제
  - 버지니안 – 피지분비조절, 살균방부, 수렴, 이뇨, 생리촉진, 거담, 방충, 진정(신경계)
- 주의 : 무독성, 무자극성이나 임신 시 사용을 피한다. 민감 피부에는 희석량을 적게 사용한다.

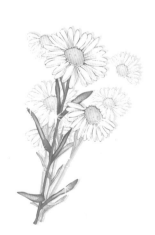 카모마일 저먼블루(Chamomile German blue-음)

사과향과 땅을 기면서 자라는 모습 때문에 '땅의 사과'라는 말에서 카모마일 이라는 말이 유래되었다. 이것은 만병통치약으로 남녀노소 누구에게나 사용할 수 있고, 식물의 의사라는 별명을 가지고 있다. 고대 이집트, 로마에서는 신경성 질환, 피부병을 완화하기 위해 사용되었다고 한다.

오늘날에는 향수, 화장품, 모발 광택제 등 여러 용도로 사용되고 있다.

- 학명 : matricaria recutita
- 원산지 : 프랑스, 이집트, 헝가리
- 추출부위 : 꽃잎
- 추출방법 : 수증기 증류법
- 향의 휘발도 : Top note
- 성격 : 강한 푸른색, 달콤한 약초 향

- 효능 : 마음과 육체의 진정효과, 어리고 연약한 피부, 모세혈관 문제, 민감한 피부, 근육통, 접지른 부위, 비뇨기에 결석이 생길 때
- 효과 : 항통증, 항알러지, 항염증, 수렴, 진정, 생리촉진, 상처치료(재생), 건성, 습진, 가려움증, 모세혈관 수축, 알러지 진정작용 등에 효과가 있다.
- 주의 : 일반적으로 무독성, 무작극성이나 특정 개인에게 피부염을 유발할 수 있다. 생리주기를 정상화시키는 성질이 있으므로 임신초기에는 사용금지

🛍 카모마일 로만(Chamomile Roman-음)

- 학명 : Chamaemelum nobilis
- 원산지 : 이탈리아, 프랑스
- 추출부위 : 꽃 머리
- 추출방법 : 수증기 증류법
- 향의 휘발도 : Top note
- 성격 : 약한 노란색, 따뜻함, 과일 약초 향, 달콤한 풀냄새, 진한 사과향기
- 효능 : 정신적 문제, 부인병에 탁월, 생리통 피부노화
- 효과 : 항통증, 신경통 억제, 항염증, 살균방부, 항경련, 상처치료(재생), 생리촉진, 소화 강장, 해열제, 신경안정, 지혈, 어린이가

고집이 셀 때, 조급할 때, 피부탄력강화에 효과가 있다.

- 주의 : 무독성, 일반적으로 무자극성이나 특정개인에게 피부염을 유발 할 수 있다.

사이프러스(Cypress-양)

이 식물의 학명 sempervirens는 '영원히 산다'라는 뜻이다. 고대 이집트인들은 이 나무를 이용해 관을 만들었다는 기록이 있으며 예수가 매달린 십자가를 만든 나무로 전해지고 있다.

- 학명 : Cupress sempervirens
- 원산지 : 프랑스, 독일
- 추출부위 : 신선한 잎이나 가지
- 추출방법 : 수증기 증류법
- 향의 휘발도 : middle - base note
- 성격 : 나무, 약한 견과류 향, 자극적인 향, 맑고 상쾌한 향을 지닌 옅은 노란색, 녹색 빛도는 액체
- 효능 : 수렴작용, 생리통, 기관지 문제, 혈액순환 촉진, 관절염, 천식, 스킨토닉 역할, 아토피, 자가면역질환, 면역강화, 예민한 여드름
- 효과 : 살균방부, 수렴, 방취, 이뇨제, 생리촉진, 지혈, 땀 분비 억제, 혈관 강화, 과잉 세포액을 조절하므로 셀룰라이트, 부종, 출혈, 발한에 효과, 정맥류에도 효과적이다.

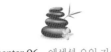
- 주의 : 무독성, 무자극성이나 임신 시 사용을 피한다.

🛁 유칼립투스(Eucalyptus-양)

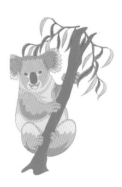

호주의 상징인 코알라가 안고 사는 나무의 잎이다. '시드니 페퍼민트'라고 불릴 정도로 캄퍼 향이 강하고 소화기 관련 질병을 호전시킨다.

- 학명 : Eucalyptus globulus, Eucalyptus radiata, Eucalyptus smithii
- 원산지 : 호주
- 추출부위 : 잎
- 추출방법 : 수증기 증류법
- 향의 휘발도 : Top note
- 성격 : 강한, 상쾌한, 달콤한 캄포 나무 향을 지닌 무색, 옅은 노란색의 액체
- 효능 : 감기 증상에 사용, 해열용, 공기정화용, 강력한 살균방부, 집중력 강화, 알레르기 피부
- 효과 : 항균, 항염증, 항신경통, 수렴작용, 거담, 이뇨, 해열, 기침, 기관지염, 면역계 강장, 헤르페스나 염증에 효과, 감기, 비염에 효과적이다.
- 주의 : 반드시 희석해서 사용한다. 어린 아동은 사용을 피한다. 고혈압, 간질환자에게는 사용을 금한다.

🝖 펜넬(Fennel, sweet-양)

펜넬은 sweet, bitter의 두 종류가 있는데 쓴 bitter는 독성 때문에 아로마테라피에서는 사용을 권장하지 않는다. 이것은 악령을 쫓는 효능이 있다고 믿었다. 공복감을 없애주고 포만감을 주는 것으로 알려져 알렉산더 대왕 시절 잦은 전쟁 시 군사들은 판넬 씨를 먹음으로써 공복감을 달랬다고 한다. 또, 중국인들은 뱀에 물렸을 때 치료제로 사용하기도 했다.

- 학명 : Foeniculum vulgaris
- 원산지 : 지중해
- 추출부위 : 씨
- 추출방법 : 수증기 증류법
- 향의 휘발도 : Top note
- 성격 : 매우 달콤한 아니스, 감초 향, 약한 흙 향, 약간의 pepper 향을 가진 무색, 옅은 노란색
- 효능 : 위, 비장, 소장, 대장 기능의 강장, 소화불량(헛배부름증상), 방광문제, 여성호르몬, 항노화, 셀룰라이트, PMS갱년기증상완화
- 효과 : 혈관정화, 생리촉진, 거담, 수유촉진, 설사제, 수렴작용, 탄력 등에 효과적이다.
- 주의 : 6세 미만 어린이, 간질, 임신 시 사용을 피한다.

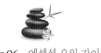

프랑킨세스(= 유황, Frankincense-양)

　예수탄생을 축하하기 위해 동방박사가 가져다 준 선물 중 하나였으며 성경에도 여러 번 언급되기도 한다. 천주교 미사 시 사용하는 향이기도 하다. 고대 이집트인들은 피부노화 방지를 위해 화장품에 넣어 쓰기도 했다고 한다.

- 학명 : Boswellia carteri
- 원산지 : 중동지역과 동아프리카
- 추출부위 : 식물의 수지(고무 송진)
- 추출방법 : 수증기 증류법
- 향의 휘발도 : middle - base note
- 성격 : 따뜻하고, 풍부한, 달콤한 나무 향, 약간의 레몬 향을 가진 옅은 노란색, 녹색의 액체
- 효능 : 심리적 안정, 호흡을 느리고 편안하게, 불면증, 항스트레스, 명상을 도와준다.
- 효과 : 거담, 천식, 피부염, 기관지문제, 생리촉진, 자궁 강장, 상처치료(재생), 이뇨, 수렴, 점막세포강화, 코감기, 항암, 진통작용 등에 효과적이다.
- 주의 : 임신초기에는 사용을 금한다.

93

제라늄(Geranium- 음)

우리나라에서 자생하는 아욱과 비슷하다. 이 향은 장미향과 흡사하여 장미향 모조품으로도 이용되고 있다. 여성 호르몬 조절에 효능이 있다.

- 학명 : Pelargonium graveolens
- 원산지 : 스페인, 이탈리아, 모로코
- 추출부위 : 잎, 꽃, 줄기
- 추출방법 : 수증기 증류법
- 향의 휘발도 : Top - middle note
- 성격 : 달콤하고 무겁고 약한 민트 향을 가진 장미 향
- 효능 : 호르몬 조절, 마음과 육체의 평정, 생리 전 증후군, 신경 계통 문제, 림프순환, 식욕촉진
- 효과 : 항우울, 습진, 건선, 상처치료(재생), 이뇨, 방취제, 지혈, 여드름, 피부염, 변비, 화상(자외선에 자극시 효과), 피지분비조절, PMS완화(바질과 함께 사용)
- 주의 : 임신 시 사용을 피한다. 매우 민감한 개인에게는 접촉성 피부염을 유발할 수 있다.

그레이프프룻(Grapefruit-음)

윤기 나는 잎과 친숙한 노란색 열매를 가지며, 10m까지 자라는 오렌지의 잡종에서 유래되어 경작된 나무이다. 식품, 향수, 화장품의 성분으로 널리 이용되고 있다.

- 학명 : Citrus paradisi
- 원산지 : 이스라엘, 미국, 호주
- 추출부위 : 과일의 내피
- 추출방법 : 냉 압착법
- 향의 휘발도 : middle note
- 성격 : 상쾌하고 신선하고, 달콤한 감귤류 향을 지닌 노란, 녹색의 액체
- 효능 : 우울증, 신경쇠약, 스트레스, 행복감, 원기왕성, 불면증, 기분전환, 소화계강화
- 효과 : 여드름, 지성피부, 살균방부, 이뇨, 혈관정화, 비만, 셀룰라이트 관리, 혈액순환 등에 효과가 있다.
- ⑨ 주의 : 감광성 물질, 산화가 잘된다.

95

쟈스민(Jasmin-음)

밤에 그윽한 향기를 발산한다고 하여 '밤의 여왕'이라는 별명을 가지고 있다. 또한, 최음제로 널리 알려져 있다.

- 학명 : Jasminum grandiflorum/
  Jasminum officinale
- 원산지 : 프랑스, 이집트, 이탈리아, 모로코
- 추출부위 : 꽃
- 추출방법 : 엘프라지 (용매추출법)
- 향의 휘발도 : Top note
- 성격 : 꽃향기 같은 달콤한, 이국적인, 지속성 있는 따뜻한 향을 지닌 갈색의 액체
- 효능 : 간장완화, 우울증, 행복감, 강한 최음, 자존감 형성
- 효과 : 항우울, 항경련, 최음, 수렴, 자궁 강장, 진정, 수유촉진, 항염증, 생리통, 출산시 고통 경감하고 자궁수축을 돕는다. 건성, 민감성피부, 피부탄력강화(라벤다+만다린), 튼살제거 등에 효과적이다.
- 주의 : 임신 중 사용을 피한다. 지나친 양은 집중력을 저하시킨다.

96

쥬니퍼(Juniper_양)

장티푸스, 콜레라 등 여러 전염병에 소독의 목적으로 쓰였다. 쥬니퍼의 나뭇가지를 태워 공기를 정화시키는 용도로 사용하였다. 요즘은 아로마 오일 중에 비만, 이뇨, 배설작용에 널리 이용되어지고 있다.

- 학명 : Juniperus communis
- 원산지 : 헝가리, 프랑스, 이탈리아
- 추출부위 : 베리(berries), 나무(wood), 가시(needle)
- 추출방법 : 수증기 증류법
- 향의 휘발도 : middle note
- 성격 : 상쾌한, 나무발삼 같은 냄새를 가진 흰색, 옅은 녹색의 액체
- 효능 : 조화와 자극, 몸을 정화시키고 해독, 공기정화
- 효과 : 혈관정화, 땀 분비촉진, 이뇨작용, 생리조절, 정맥류, 셀룰라이트, 여드름, 습진, 살균, 부종, 식욕을 조절하여 다이어트 효과, 자궁근육을 자극하여 임신중절제로 사용, 공기정화 효과(+시다우드), 모세혈관질환 등에 효과적이다.
- 주의 : 임신 중에는 사용을 피한다. 신독성이 있으므로 신장질환자, 어린이는 피한다. 신장장애, 염증 시 사용금지

97

 라벤더(Lavender-음)

원래 라벤더는 향을 가지고 있지 않았으나 성모 마리아가 예수의 옷을 라벤더 덤불 위에 널어놓은 다음 향을 가지기 시작했다는 전설이 있다. 그래서 유럽의 주부들은 라벤더 덤불 위에 빨래를 말린다.(소독효과)

- 학명 : Lavendula officinalis / augustifolia
- 원산지 : 프랑스, 호주, 스페인, 영국, 지중해 지역
- 추출부위 : 꽃
- 추출방법 : 수증기 증류법
- 향의 휘발도 : middle note
- 성격 : 약초, 꽃 향, 부드러운, 달콤한 나무 향을 지닌 무색, 옅은 노란색을 띤다.
- 효능 : 모든 기관의 긴장 완화, 균형, 불면증(수면호르몬), 두통, 가슴 두근거림
- 효과 : 화상, 염증, 살균, 상처회복, 건선, 생리촉진, 고혈압, 발적, 타박상, 근육통, 혈액순환 촉진, 탈모, 소화불량, 무좀, 통풍 등에 효과가 있다.
- 주의 : 임신 초기에는 사용을 금한다.

레몬(Lemon-음)

강력한 소독제로 사용되었으며 뇌파의 알파(α)파를 감소시키는 효과와 심장의 박동수를 증가시켜 혈압을 강화시키는데 사용하였다.

- 학명 : Citrus limonum
- 원산지 : 유럽

- 추출부위 : 과일의 내피
- 추출방법 : 냉 압착법
- 향의 휘발도 : Top - middle note
- 성격 : 신선하고 가벼운 달콤한 감귤 향
- 효능 : 집중력 강화, 강력한 살균방부, 백혈구
  를 자극하여 면역력 강장, 우울증, 무기력
- 효과 : 정맥류, 근육통, 셀룰라이트, 혈관정
  화, 여드름, 지성피부, 빈혈방지, 수렴, 이뇨, 지
  혈, 몸에 산성 물질 축적방지, 혈액순환강화, 사마귀제거, 피부
  조직 경직방지, 체지방 분해, 림프순환 촉진, 공기정화 등에 효
  과적이다.
- 주의 : 광독성, 자외선 노출 전 또는 썬베드 이용 전 사용을 피
  한다.

99

레몬글라스(Lemongrass-음)

풀을 꺾어 손으로 비비면 강한 레몬향이 난다. 열을 떨어뜨리는
효과가 있어 예전에는 해열제로서 사용하였으며 빈혈이 있을 시에
는 이것을 냉차로 마셨다고 한다.

- 학명 : Cymbopogon citratus
- 원산지 : 아시아 열대지방, 서인도, 아프리카
- 추출부위 : 잎

- 추출방법 : 수증기 증류법
- 향의 휘발도 : Top note
- 성격 : 강한 레몬 향, 감귤 향, 약간 쓴 레몬의 약초 향
- 효능 : 처진 피부에 탄력, 청정효과, 수유촉진, 근육통, 관절염, 소화기관의 연동운동 자극
- 효과 : 모공, 여드름, 해열, 수렴, 항균, 방취, 신경안정, 무좀, 항우울, 항통증
- 늘어진 피부의 근육을 톤업 시킨다.
- 주의 : 자외선 조심, 민감한 피부, 희석 량 많을 시 피부 발진

🔥 만다린 = 탄저린(Mandarin = Tangerine-음)

이것은 중국의 관리들이 군주에게 존경의 표시로 선물하였으며 사람들의 원기를 북돋워 주는 용도로 사용하였다. 지금도 향수의 원료로 널리 사용되고 있다.

- 학명 : Citrus mandurensis
- 원산지 : 브라질, 스페인, 이탈리아
- 추출부위 : 과일 내피
- 추출방법 : 냉 압착법
- 향의 휘발도 : top note
- 성격 : 오렌지와 비슷한 향, 달콤한 향을 지닌 파란, 보라색을 약간 띠는 노란빛 나는 액체

- 효능 : 심신안정과 스트레스, 불면증, 정신적 피로, 원기회복, 노여움 등을 진정, 신진대사조절, 지방분해를 돕는 담즙생산촉진에 효능이 있다.
- 효과 : 소화강장, 이뇨, 진정, 비만, 생리통, 여드름, 튼살(라벤다,네놀리), 상처치유, 살균방부, 항경련, PMS증후근
- 주의 : 광독성, 자외선 노출 전에 사용을 가급적이면 피한다.

마조람(Marjoram-양)

행복을 상징하는 마조람은 결혼식에 사용되었고 또한 죽은 사람의 묘지 주변에 심어주던 신성한 식물 중의 하나였다.

- 학명 : Origanum marjorana(스위트 마조람) / Thymus mastichina(스페인 마조람)
- 원산지 : 스페인
- 추출부위 : 꽃잎
- 추출방법 : 수증기 증류법
- 향의 휘발도 : middle note
- 성격 : 스위트 - 따뜻한 나무와 캄퍼 향/스페인 - 따뜻하고 침투적인 유칼립투스 향
- 효능
  스위트 - 진정, 안락, 따뜻함, 불면증, 고혈압, 두통, 변비, 생리통
  스페인 - 호흡기 염증에 거담제로 사용, 관절염과 근육경련

- 효과

   스위트 - 타박상, 동상, 성욕억제, 살균방부, 발한, 소화강장,
      이뇨, 생리촉진, 설사제, 산화방지, 호르몬 조절 등에
      효과적이다.

   스페인 - 항통증, 살균방부, 발한, 소화강장, 이뇨, 거담, 혈관
      확장

- 주의 : 임신 중에는 사용을 피한다. 저혈압, 어린이나 노약자에
   게 사용 시 주의를 요한다.

네롤리(Neroli)

네롤리라는 이름은 이탈리아 공주이자 네로리의 백작부인인 안
나 마리아가 장갑에 묻혀 향수로, 또 목욕물에 뿌려 사용한 것이 유
래가 되었다. 순결을 상징하는 이것은 결혼식 때 신부에게 장식용
으로 사용되었다. 음식에서는 인기 있는 재료였으며 지금은 아주
고가의 화장품, 향수의 재료로 사용되고 있다.

- 학명 : Citrus aurantium, var amara
- 원산지 : 이탈리아
- 추출부위 : 꽃
- 추출방법 : 수증기 증류법
- 향의 휘발도 : top - middle note

- 성격 : 강하고, 우아하고, 달콤한 감귤의 꽃 향을 지닌 옅은 노란색의 액체
- 효능 : 여성호르몬 밸런스를 맞춘다. 불면증, 우울증, 가슴 두근거림, 최음, 두통, 상처제거, 튼살, 혈액순환, 강장, 정맥류 등에 효능이 있다.
- 효과 : 항우울, 살균방부, 상처치료, 소화 강장, 강심제, 과민성, 모세혈관피부, 세포재생 등에 효과적이다.

오렌지(Orange-음)

다산을 상징하는 신선하고 달콤한 오렌지 나무에서는 세 가지 오일이 얻어진다. 오렌지 열매의 껍질에서는 오렌지 오일이, 잎에서는 페티그린 오일이, 꽃에서는 네롤리 향이 얻어진다.

- 학명 : Citrus aurantium(sweet orange) / citrus vulgaris(bitter orange)
- 원산지 : 호주, 미국, 브라질
- 추출부위 : 과일의 내피
- 추출방법 : 냉 압착법
- 향의 휘발도 : top - middle note
- 성격 : 상쾌한 과일 향, 달콤한, 따뜻한, 육감적인, 톡 쏘는 감귤 향
- 효능 : 어린이 불면증, 에너지 충전

- 효과 : 내장기관의 연동운동, 변비, 설사, 여드름, 해열, 진정, 림프강화, 항균, 셀룰라이트
- 주의 : 자외선 노출 시 주의를 요한다.

 파촐리(Patchouli-양)

수세기 동안 벌레나 뱀에 물렸을 시 해독제로 사용하였다. 오리엔탈 향수의 고착제로 많이 응용되고 있다.

- 학명 : Pogostemon patchouli
- 원산지 : 말레이시아, 인도, 중국
- 추출부위 : 말린 잎
- 추출방법 : 수증기 증류법
- 향의 휘발도 : base note
- 성격 : 달콤한, 진한, 풀-흙냄새를 가지는 호박색, 짙은 오렌지색의 점착성 액체
- 효능 : 근심, 불안, 우울증, 강한 수렴, 이뇨, 무기력해소, 방취효과.
- 효과 : 상처치유, 해열, 알러지, 깊은 주름, 최음, 진정, 항우울, 항염증, 방충, 식욕억제, 늘어진 피부탄력강화, 셀룰라이트 분해, 해독 등에 효과가 있다.
- 주의 : 과용은 식욕부진, 불면증, 신경발작을 유발할 수 있다.

104

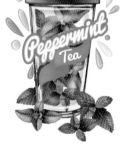 페퍼민트(Peppermint-음)

고대 그리스 로마인들은 페퍼민트 허브차를 즐겨 마셨으며 이것을 이용해 목욕을 하여 생활의 활력을 얻는 요소로 자주 사용하였다고 한다. 특히, 두통과 피로를 다스리는 허브로 애용되었다. 그리고 수세기 동안 아랍인들은 그들의 남성적인 성향을 촉진시키고자 페퍼민트 차를 자주 마시기도 했다. 14세기에 들어서면서 치아를 희게 만드는 성분으로 이용되기 시작하였고, 후에는 흡연으로 인한 구취를 제거해주는 구강청결제의 원료로 이용되기도 했다.

페퍼민트 안의 menthol성분은 시원한 느낌과 후각을 금새 마비시키는 특성을 가지고 있다. 요즘 밝혀진 연구에 따르면 페퍼민트는 소화계통을 촉진시키는데 확실한 효과가 있다고 한다.

105

- 학명 : Mentha × piperita
- 원산지 : 미국, 호주, 일본
- 추출부위 : 잎
- 추출방법 : 수증기 증류법
- 향의 휘발도 : top note
- 성격 : 상큼하고 강한 침투성(흡수성)의 풀-mint 향, 캄퍼 냄새를 가진 옅은 노란색, 녹색의 액체
- 효능 : 정신고양, 정신적 피로 , 집중력 강장, 무기력, 몸에 열

을 낮추어 줌, 어린이 경기, 피부탄력, 소염 진통작용, 우울증, 근
육통

- 효과 : 수유억제, 살균방부, 국소마취, 수렴, 생리촉진, 거담, 해
  열, 신경 강장, 이상정체해소, 발의 피로회복, 소화기능 촉진, 감
  기, 모세혈관수축 등에 효과적이다.
- 주의 : menthol성분 때문에 민감성을 유발할 수 있다.

페티그린(Petigrain-음)

긴 역사적인 배경은 없으나 값비싼 네롤리 오일과 흡사한 효능을
가졌으며 신경조직을 이완시켜주는 오일과 섞어서 사용하면 시너
지 효과를 볼 수 있다.

- 학명 : Citrus vulgaris
- 원산지 : 프랑스, 이탈리아, 파라과이
- 추출부위 : 잎
- 추출방법 : 수증기 증류법
- 향의 휘발도 : top note
- 성격 : 달콤한 감귤류의 향, 약초 향을 가지는 옅은 노란색, 호박
  색의 액체
- 효능 : 스킨토너, 긴장완화, 불면증, 스트레스 완화, 우울증, 신
  경계통 완화제, 방취제, 자율신경실조증
- 효과 : 항우울, 항경련, 방취제, 진정, 여드름, 모공축소, 천식, 관

절염, 근육통, 호흡계 문제, 근육경련, 감기(마른기침) 위경련, 소
화촉진 등에 효과적이다.

- 주의 : 민감한 피부에 사용 시 주의를 요한다.

파인(Pine-양)

고대 이집트, 그리스에서는 종교의식 시 사용되었으며 흡입법을
최초로 사용하였다. 폐에 발생하는 여러 가지 질병이 있는 사람들
은 울창한 소나무 숲에 모여 살았다. 현재에도 호흡기에 발생하는
질병에 널리 사용되고 있다.

- 학명 : Pinus sylvestris(pine scotch)
- 원산지 : 북유럽, 미국
- 추출부위 : 침엽
- 추출방법 : 수증기 증류법
- 향의 휘발도 : middle note
- 성격 : 강한 건조한 발삼, 송진 향을 가진 무색, 옅은 노란색의
  액체
- 효능 : 폐 강장효과, 자극 원기회복, 담낭분비 촉진, 혈액순환,
  천식, 감기, 기침, 관절염, 근육통, 해열, 호흡기질환에 효과.
- 효과 : 습진, 백선, 이뇨, 거담, 저혈압, 방충, 발적, 부신피질 강
  장, 신경계와 순환계 강장
- 주의 : 알러지 피부에 사용하지 말 것, 낮은 농도로만 사용한다.

107

🔥 로즈(Rose-음)

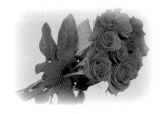

고대 이집트, 로마에서는 디저트로
도 즐겨 먹었으며 2차 대전 시에는 비
타민C를 보충하기 위해 장미를 즐겨
먹었다. 장미의 오일은 장미 꽃잎에 아
침이슬이 맺힌 직후에 따서 증류해야 질 좋고 많은 양의 오일을 생
산 할 수가 있다고 한다.

- 학명 : Rosa damascena / Rosa centifolia / Rosa gallica
- 원산지 : 불가리아, 프랑스, 터키, 모로코
- 추출부위 : 꽃잎
- 추출방법 : 수증기 증류법, 용매추출법
- 향의 휘발도 : top - middle note
- 성격 : 장미꽃 향의 옅은 노란색인 반면, 앱솔루트는 붉은 오렌
  지색이다.
- 효능 : 부인과 의학 분야에 효과적, 정신 강장, 불감증, 최음, 우
  울증, 불면, 스트레스, 슬픔, 신경 긴장
- 효과 : 항우울, 최음, 수렴, 혈액정화, 생리촉진, 진정제, 자궁 강
  장, 호르몬 균형, 모세혈관, 회춘
- 주의 : 임신 4개월까지는 피한다.

로즈마리(Rosemarry-양)

'부활'을 상징한다. 고대 그리스 로마인들은 로즈마리를 따다 성전에 두었고 이것은 두뇌에 도움이 된다하여 로즈마리 화관을 만들어 머리에 쓰고 다녔다. 또한 14세기 헝가리 왕비(도나 이사벨라)가 사용 후 회춘했다는 '헝가리워터'의 재료로 쓰이기도 했다. 로즈마리에는 항산화효과가 있다고 하며 소독효과가 뛰어나 가정, 병원에서 나무를 심거나 태워 공기정화용으로 사용한다.

- 학명 : Rosmarinus officinalis
- 원산지 : 프랑스, 스페인
- 추출부위 : 꽃, 잎
- 추출방법 : 수증기 증류법
- 향의 휘발도 : middle note
- 성격 : 강한 약초 향, 강한 mint 향을 가진 무색, 옅은 노란색의 액체
- 효능 : 신경 강장, 집중력 강화, 스트레스, 무기력 증
- 효과 : 항우울, 수렴, 머리정화, 담즙분비 촉진, 소화 강장, 이뇨, 생리촉진, 혈액순환, 피로, 천식, 저혈압, 발적, 류마티즘, 생리통, 부종, 두발성장촉진, 부종방지, 비듬방지

109

- 주의 : 임신, 간질, 고혈압에 사용 시 주의를 요한다. 장시간 사용은 피한다.

 샌달우드(Sandalwood-양)

고대 이집트에서는 시체의 방부를 막기 위해 널리 사용되었다. 또, 인도의 대부분의 사찰을 샌달우드 목재로 지었다고 한다. 장례식 때 죽은 자의 영혼을 달래주고 정신과 육체를 맑게 해준다하여 사용하였다.

- 학명 : Santalum album
- 원산지 : 동인도, 호주
- 추출부위 : 나무
- 추출방법 : 수증기 증류법
- 향의 휘발도 : base note
- 성격 : 달콤하고 남성적인 나무 향, 깊고 부드러운 나무 향을 가진 옅은 노란색, 녹색, 갈색의 액체
- 효능 : 혼란과 긴장완화, 불면증, 신경 강장, 우울증, 명상에 도움, 풍요함과 성욕증가
- 효과 : 살균방부, 이뇨, 피부연화, 거담, 안정, 호흡기, 근육경련, 기침, 정맥류, 노화, 감염, 우울증이 있는 사람에게는 더욱 가라앉히는 성질이 있으므로 소량사용한다.

티트리(Tea tree-양)

호주 원주민에 의해 약효가 인정되어 왔으며 제 2차 세계대전 중에는 피부 창상의 치료제로서 이용되었다. 영국의 의학지에서는 티트리는 무독성이며 알코올보다 20배 이상의 살균소독 효과가 있음을 입증하였다. 또한 면역계를 강화시켜 준다고 하여 에이즈(AIDS) 환자의 보조 치료제로도 사용하였다.

- 학명 : Melaleuca lternifolia
- 원산지 : 호주
- 추출부위 : 잎
- 추출방법 : 물, 수증기 증류법
- 향의 휘발도 : Top note

- 성격 : 약초 같은, 상쾌하고 강한, 캄퍼 향, 신선한 잎의 향을 지닌 옅은 노란색, 녹색의 액체
- 효능 : 강력한 살균방부, 면역기능 강화
- 효과 : 상처 소독, 찰과상, 화상, 무좀, 근육통, 거담, 방충, 항박테리아, 항균, 습진, 여드름
- 주의 : 특정 개인에게 민감성 유발가능성이 있다는 지적도 있지만 무독성, 무자극성

미르(Myrrh-양)

몰약은 작고 가시 돋친 코미포라 몰약나무에서 유래한 천연의 향
기로운 수액 같은 수지나 gum이다. 향기가 때로 쓰라리기도 하여
"bitter" 라는 뜻의 아랍어 "murr"에서 몰약이라는 이름이 유래되
었다.

- 학명 : Commiphora myrrha
- 원산지 : 이집트, 아프리카, 중동
- 추출부위 : 수피, 나무
- 추출방법 : 냉 압착법
- 향의 휘발도 : base- note
- 성격 : 몰약의 향기는 고통을 상징
- 효능 : 기억력상승, 심신안정, 알레르기, 체온조절,
- 효과 : 항염, 생리통, 생리불순, 무좀, 자궁수축, 염증, 부종, 관절
  염, 생리증후군, 피부재생촉진 등에 효과적이다.
- 주의 : 임신부는 유산될 수 있으므로 피한다.

일랑일랑(Cananga odorta)

일랑일랑은 타갈로그어로 꽃중의 꽃(flower of flower)이란 의미로
odorata는 향기라는 뜻의 라틴어 "odoratus"에서 유래 되었다. 유
럽에서는 빅토리아시대에 모발관리에 활용하였고, 동남아시아에서
는 화장품, 모발관리, 피부질환치료 등에 쓰이고 있으며, 전세계적

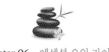
으로 고급 향수의 원료로 인기가 높다.

- 학명 : Canaga odorata
- 원산지 : 인도네시아, 필리핀
- 추출부위 : 꽃
- 추출방법 : 수증기 증류법
- 향의 휘발도 : base-note
- 성격 : 옅은 노란색이며 달콤하고 진한 꽃향
- 효능 : 중추신경계 진정, 불면증, 불안, 근심, 호르몬조절, 항우울증, 신경안정
- 효과 : 모발을 튼튼하게, 건성피부 등 피부질환, 세포재생, 당뇨, 최음, 생리증후군 등에 효과적이다.
- 주의 : 극소량 사용한다. 다량으로 사용 시 두통을 유발할 수 있다.

에센셜 오일의 효능

EO	학명	효능
Basil	Ocimum hasili-cum	정신집중, 창의력, 두통, 편두통, 소화불량, 기침, 에스트로겐, 여성질환, 피부에 사용 시 주의
Bergamot	Citrus bergamia	식욕조절, 우울증, 항바이러스, 항박테리아, 항감염, 비뇨생식기 친화력, 요도염, 방광염, 피부소독, 치유, 지성, 여드름, 염증성 피부, 버갑텐성분. 감광성주의
Cedarwood	Cedrus atlantica	항염효과, 기관지염, 방광염, 질염, 신장기능, 혈액순환에 도움, 부종, 지방파괴 촉진, 셀룰라이트, 피부에 수렴, 방부효과. 지성피부와 모발, 여드름, 비듬치료, 탈모예방, 임신 중. 수유기 사용금지
Chamomile	Anthemis noblis Matricaria chamomilla	항불안, 수면, 진정, 항염증, 아토피, 민감성 피부, 비뇨기계 호흡기계 감염, 임신중 사용금지
Cinnamon	Cinamomum zeylanicum	건위, 소화기계친화성, 소화촉진, 열을 내는 작용, 국소적 류마티스, 근육통에 사용. 과량사용시 경련유발, 목욕법으로 사용금지
Clary sage	Salvia sclarea	에스트로겐, 여성건강, 혈압강하, 위와 장의 경련, 통증에 좋음, 항우울, 항불안, 항스트레스, 근육이완, 항염증, 알코올 상승작용이 있으므로 주의, 저혈압 주의
Clove bud	Eugenia caryophyllus	치통완화, 감염억제, 살균, 항박테리아, 진통, 방부작용. 공기 발향 시 눈자극. 피부에도 자극적이므로 주의.
Coriander	Coriandrum sativum	독소배출. 셀룰라이트해소, 생리주기 맞춰줌, 식욕촉진, 복부마사지로 가스제거
Cypress	Cupressus sempervirens	불안, 초조감, 흥분감소, 수렴효과. 체액, 부종, 셀룰라이트, 발한, 설사, 과다월경 과다출혈, 정맥류, 치질, 기관지 진정작용. 기침에 좋다.
Eucalyptus	Eucalyptus radiata	거담, 항박테리아, 항바이러스효과. 호흡기계감염에 효과적. 비뇨생식기에 작용. 체온 떨어뜨림. 국소진통제. 근육이나 류마티스 통증에 마사지 블랜딩

EO	학명	효능
Fennel	Foeniculum vulgare	파이토에스트로겐, 여성생식기관에 도움, 모유분비 증가, 피부노화로 인한 퇴화현상을 막아 피부를 건강하게, 셀룰라이트, 부분비만치유, 해독작용
Frankincense	Boswellia carteri	과거와 연결된 정신적 불안과 강박증, 외상후 스트레스 장애에 유효, 점막에 현저한 효과, 폐 정화, 천식환자에게 유효, 주름지고 노화된 피부에 탁월, 비뇨기계감염에도 유익, 자궁 강장제
Geranium	Pelargonium glaveolens	스트레스감소, 셀룰라이트와 비만치료, 산부인과 증상에 효과적, 진통효과, 지성피부에 효과적, 앨러지성 피부에 효과적
Ginger	Zingiber officinale	원기회복, 독감, 코감기, 설사 등에 도움, 가온성이 있어 몸이 찬 사람들에게 좋다. 식욕증가. 구토, 멀미, 숙취 등에 좋다. 콜레스테롤 수치를 낮춰줌, 진통제
Grapefruit	Citrus paradisi	우울증, 정신적, 감정적으로 피곤할 때 사용. 이뇨작용이 있어 셀룰라이트 해소에 도움이 된다. 모발성장촉진
Hyssop	Hyssopus officinalis	호흡기질환 치료에 탁월한 효과, 혈압을 높이는 효과, 피부조직재생효과. 흉터치유에 효과적
Jasmine	Jasminum officinalis	여성생식기관문제에 있어 장미와 유사한 효능, 자궁강장과 진경작용, 생리통, 모유분비증대, 항우울제, 민감한 피부에 효과적
Juniperberry	Juniperus communis	정신적, 신체적 해독제, 이뇨작용, 독소제거, 과음, 과식에 효과적, 정화특성, 목욕이 가장 좋은 방법. 월경주기 정상화, 당뇨병의 증상완화
Lavender	Lavandula angustifolia	진정, 완화, 두통에 효과적, 진경, 소염작용. 곰팡이감염에 효과적. 혈압강하효과. 상처치유효과. 베이비 마사지 오일로 사용가능. 아토피 피부에 사용. 스트레스, 불안, 불면에 효과적
Lemon	Citrus limon	정신집중, 방부, 살균효과, 공기정화, 백혈구생성자극, 면역력증강, 빈혈에 좋다. 혈압완화, 당뇨에 도움, 미백, 각질제거효과. 피부방부와 수렴효과, 여드름치료

EO	학명	효능
Lemongrass	Cymbopogon citratus	항박테리아작용. 부교감신경자극. 소화촉진. 위통완화. 모공수축효과. 피지분비의 균형을 좋게 함. 여드름치료, 무좀치료. 진통효과
Majoram	Origanum majorana	신경징신계통과 근육계, 내장기관의 이완 및 워밍작용에 효과가 있다. 불안, 불면 두통, 과잉행동에 효과적. 통증완화. 혈관확장. 심장의 부담을 덜어줌. 성욕감퇴제
Mandarin	Citrus reticulata	소화계에 강장효과. 신경성이나 스트레스성. 소화촉진. 가스제거, 장의통증치료. 식욕자극. 혈액순환. 피부통. 세포를 건강하게 하는 역할
Melissa	Melissa officinalis	항불안효과. 항우울효과. 혈압강하효과. 강심작용. 피부 알러지뿐 아니라 여러 알러지 형태의 질환과 천식. 기침에도 도움. 진통효과
Myrrh	Commiphora molmol	항염증. 항균, 항카타르작용. 과하게 점액이 나오는 호흡기장애와 구강과 목의 염증. 여성세정. 자상, 찰과상 등 피부상처에 적용되고 진물이 나는 피부에 좋다. 자궁강화
Neroli	Citrus aurantium	불안, 불면, 우울증에 도움. 갱년기 우울증을 호전시킴. 고혈압에 좋다. 위경련, 과민성대장증후군에 좋다. 피부세포재생을 돕는다. 임신기간에도 사용 가능하다.
Niaouli	Melaleuca viridiflora	면역력 증강, 흉부의 각종 감염증, 독감, 기관지염, 인후염, 부비강염 등의 질환 치료에 사용된다. 통증을 누그러뜨리는 효과. 상처나 화상에 사용
Orange sweet	Citrus sinensis	독신자들에게 권해지는 오일, 여드름, 노화피부에 좋다. 혈액순환을 돕는다. 지방분해효과. 소화기간에 문제가 있을 때
Palmarosa	Cymbopogon martini	비뇨생식기 감염 중에는 대단히 유용. 발열상태에 효과적. 장염에 좋다. 식욕자극, 피부의 수분밸런스 회복, 건조한 피부를 회복하는데 유용, 흉터제거
Patchouli	Pogostemon Patchouli	객관적인 사고를 할 수 있도록 도와준다. 수렴특성, 식욕감소, 체중감소에 도움, 이뇨 특성

EO	학명	효능
Peppermint	Mentha piperita	소화촉진, 구풍, 진경, 항바이러스, 항박테리아. 소염, 거담, 해열, 진통, 집중력향상. 충혈해소, 호르몬조절, 두통, 근육통에 효과적. 정신자극제. 모유량 감소
Pine	Pinus sylvestris	정신적활력을 준다. 항박테리아, 거담, 점액과다치유, 호흡기질환에 전반적인 효과, 천식, 기관지염, 후두염, 감기, 코막힘 등에 응용, 진통, 발적효과, 혈액순환
Rose	Rosa damascena	항우울, 항불안, 최음, 자궁 강장, 피부치유, 항박테리아. 소염, 진경, 소화기 강화, 소화촉진 등의 효과, 모세혈관 강장, 소독력
Rosemary	Rosemarinus of-ficinalis	정신각성, 집중력증진, 기억력향상효과. 강심효과, 혈압상승효과, 림프순환촉진, 체액정체해소, 주름완화효과, 모발과 두피에 강장제, 모발촉진과 탈모방지
Rosewood	Aniba rosaeodora	원기를 북돋아 줌, 면역기능 항진, 두통을 완화, 기침완화제, 성적 장애에도 효과, 세포를 자극하여 조직을 재생시키는 효과. 탁월한 피부 재생력
Sandalwood	Santalum album	방부효과는 비뇨기계 및 호흡기계 감염에 효과적이며 갈라지고 튼살, 건성, 노화, 앨러지, 아토피성 피부에 좋다. 심한 우울증이 있는 사람은 기분을 더욱 가라앉힐 수 있으므로 주의한다.
Teatree	Melaleuca al-ternifolia	백혈구 활성화, 면역력증강, 바이러스성 질환, 진균성 질환에도 효과적, 화농성여드름에 좋다. 항박테리아, 항바이러스, 항진균효과
Thyme	Thymus vulgaris	뇌의 활동자극, 기억력배가. 항경련효능, 거담효능, 기침인 거담제에 필수성분, 항박테리아 효과, 기관지염, 방광염, 요도감염치료, 면역력을 높이는 백혈구 생산 촉진
Vetiver	Vetiveria zizanoi-des	적혈구를 강화시킴. 혈류량증가. 근육통해소, 류머티스와 관절염의 경우에도 효능이 있다. 생리촉진제, 호르몬조절. 에스트로겐과 프로게스테론 불균형을 해결해줌
Ylang Ylang	Cananga odorata	항공황, 항불안, 항우울 작용, 최음효과, 혈압강하효과, 유방탄력유지, 피지샘 분비조절, 모발관리

피부타입별 에센셜 오일

Essencial Oil	적용증
Bergamot	모공수축, 피지제거, 지성피부
Chamomile	모세혈관확장증, 건성피부, 가려운피부, 민감피부, 기미피부
Cypress	지성피부, 지루성모발, 여드름, 비듬, 셀룰라이트, 비만, 노화피부
Eucalyptus	여드름, 지성피부, 접지른 부위, 멍든 부위, 타박상, 관절염
Fennel	건성피부, 주름완화, 셀룰라이트, 비만
Frankincense	아토피, 진물, 노화피부, 세포재생
Geranium	지성피부, 피지분비 밸런스, 피부염, 습진, 검버섯
Grapefruit	비만, 여드름, 셀룰라이트, 해독
Juniperberry	여드름, 피부염, 셀룰라이트, 지성피부, 해독
Lavender	노화피부, 민감성피부, 색소침착피부, 여드름, 튼살, 지루성모발, 모든 피부
Lemon	지성피부, 여드름, 손톱관리, 각질제거, 모세혈관강화
Lemongrass	손상모발, 모공수축, 피지분비조절, 부종
Marjoram	동맥과 모세혈관 확장
Neroli	노화피부, 건성피부, 색소침착피부, 튼살, 반흔, 임신선
Orange	노화피부, 셀룰라이트, 비만, 부종, 색소침착피부
Patchouli	노화피부, 반흔, 튼살, 일광화상, 피부염
Peppermint	발관리, 비만, 여드름
Rosemary	지성피부, 여드름, 건조하고 손상모발, 비듬, 탈모
Rosewood	건성피부, 민감피부, 건성모발
Tea tree	지성, 여드름, 발관리, 비듬, 무좀
Ylang ylang	건성, 지성피부, 탈모
Jasmine	건성, 지성, 민감성피부, 노화피부
Basil	지성피부
Rose	건성, 노화피부, 민감성피부, 모든피부
Lime	부종, 비만관리, 지성피부
Sandalwood	건성피부, 가려움증, 피부염, 노화피부
Mandarin	피부 세포 활성화
Melissa	민감성피부, 건성피부, 노화피부
Clary sage	건성피부, 갱년기 장애
Palmarosa	노화피부, 여드름, 건성피부
Myrrh	노화피부, 건성피부, 궤양, 갈라진 피부

Chapter 07

아로마 이야기

🥣 향의 휘발도에 따른 분류

향이 휘발하는 속도에 따라 다음과 같이 세 가지로 분류한다. top(=head) note, middle(=body) note, base(=last) note로 나눌 수 있다. 이것은 1927년 프랑스 피에쎄(Piesse)가 향기를 음악의 음계에 비유하여 나눈 것에서 연유되었다.

note	특 징	오 일
top (=head)	탑노트는 예민하며, 통찰력이 있으며, 극단적이며, 차갑거나 혹은 뜨겁다. 탑노트 오일들은 대부분 꽃, 잎사귀, 과일 등의 식물에서 발견된다. 자유롭게 사용할 수 있는 반면 강한 성격의 것은 매우 적은 양만을 사용하여야 한다. 블랜딩 시 20~40% 정도 사용될 수 있으며 확산기를 이용하는 블랜딩에서는 많은 양의 탑노트를 사용할 수 있다.	버가못, 페티그레인, 네놀리, 시나몬, 라임, 오렌지, 레몬그라스, 타임, 페퍼민트,

note	특 징	오 일
middle (=body)	미들노트는 날카로운 가장자리를 부드럽게 한다. 따뜻하며, 둥글고, 부드럽고, 매끄럽다. 대부분의 것들은 blend enhancers(혼합강화제)'라 일컬어진다. 블랜딩 향의 질을 높이기 위해 사용되는 오일들이다. 미들노트들은 블랜딩 시 40~80% 정도를 사용한다.	브로스우드, 제라늄, 라벤더, 케모마일, 마조람, 히솝, 진저, 파인
base (=last)	베이스노트는 혼합물의 농도를 진하게 하며 지속성을 증가시킨다. 따뜻하며, 진하고 휘발도가 낮다. 병 안에 있는 베이스노트들의 냄새를 맡게 뇌면 어시러움과 불쾌감이 수반 될 수 도 있지만 시일이 경과하면 숙성된 향으로 변하기도 한다. 대부분 나무나 나무의 진에서 발견되며 대부분 세스퀴테르펜에 속한다. 블랜딩 시 10~20%정도 사용한다.	벤조인, 클라리세이지, 파촐리, 시더우드, 미르, 프랑켄센스, 베티버

120 🥣 향기치료

🔥 향으로 기억, 집중력 높인다.

아로마테라피(Aromatherapy, 향기요법)는 아로마(Aroma, 향)와 테라피(Therapy, 치료)의 합성어로 식물에서 추출한 천연향유를 이용해 코의 후각신경이나 피부를 통해 흡입, 질병을 예방하고 건강의 유지와 증진을 유지하는 자연요법의 한 형태이다.

이미 프랑스, 영국 등 유럽에서는 보편화되어 있고 미국의 경우 최근 의과대학 및 병원에서 연구와 임상실험이 적극적으로 이뤄지고 있다. 현재까지 향기요법에 사용되는 향유의 성분 또는 효과는 의학적으로 30% 정도 밖에 밝혀지지 않았다. 하지만 연구된 부분

만으로도 우리 몸의 거의 모든 증상에서 치료효과 및 염증해소, 살균, 부패방지와 같은 다양한 작용을 하는 것으로 알려지고 있다.

향유는 독특한 향과 치료적 특성을 갖고 있으며 종류에 따라 정신을 진정·이완시켜주거나 자극·활성화 시켜주기도 한다. 최근 향기를 통해 기억력과 집중력을 향상시킬 수 있다는 연구결과가 국내에서 발표돼 관심을 모으고 있다. 성인남녀에게 향을 맡게 한 결과 이완이나 졸릴 때 증가하는 뇌의 알파파가 감소하는 것으로 나타났다. 즉, 향을 맡은 사람의 대부분이 뇌의 각성상태가 유도돼 기억력과 집중력이 향상된다는 것이다. "기억력을 증진시키고 과로, 무기력 증세에 효과가 있는 로즈마리향과 신경을 강화시키고 집중력을 높이며 두통, 편두통의 증상을 개선시키는 바질 등 4종의 향유를 혼합해 임상실험을 한 결과, 집중력 향상에 뛰어난 효과를 보였다.

뇌에서 나오는 뇌파는 1929년 독일의 신경학자 한스 베르거에 의해 처음 측정되었는데 편히 쉴 때나 머리를 쓸 때 각각 다른 진폭의 전류가 나오며 베르거는 이를 알파파와 베타파로 명명했고 그 후 세타파와 델타파가 있음이 밝혀졌다.

향이 집중력을 높인다는 사실은 외국에서도 속속 발표되고 있는데 시카고 후각기능연구소의 실험결과에 따르면 아로마테라피로

121

학습능력이 향상되고 계산능력도 높아지며 기억능력이 증가되는 것으로 나타나고 있다.

이는 향 입자가 후각신경을 통해 대뇌변연계까지 전달되면 인간의 감정과 생리기능을 관장하는 중추신경기관에 직접적인 영향을 주어 정신, 성, 기억, 좌우 뇌의 통합기능을 증진시킨 것이다. 한편 향유는 피부를 통해서도 흡입되어 혈관이나 체액을 타고 전신을 순환하며 백혈구의 생성을 촉진시키고 새살이 나오도록 돕는 작용을 한다.

향기로 영혼을 다스린다.

정신적으로 불안한 사람에게는 긴장된 마음을 이완시킬 수 있는 분위기가 필요하다. 약물을 복용해 불안을 없앨 수도 있지만 스스로 이겨낼 힘이 있다면 안정된 환경만 있어도 불안을 물리칠 수 있다. 이를테면 눈에 거슬리지 않는 은은한 조명, 조용한 음악, 그리고 긴장을 느슨하게 하는 향기가 도움이 될 수 있다.

불면증 환자에게는 잠이 오지 않는 증상이 나타난다. 동시에 잠자리에 누워도 잠이 오지 않을 듯한 불안증도 함께 나타난다. 불면증 환자들은 보통 조용한 음악이나 은은한 조명도 수면을 방해한다고 토로한다. 이런 경우 향기를 가지고 잠을 부르는 방법을 쓸 수 있다. 함께 명상하며 좌선하는 것도 좋다. 조용한 가운데 눈을 지그시 감고 생각에 잠기며 향내를 맡아 보라. 마음을 가라앉히는 것이 어려운 일은 아닐 것이다. 오감 중후각은 마음을 안정시키는데 매우 중요하다.

냄새를 맡아서 병을 치료하는 방법은 '대체의학'의 한 분야로 '향기(아로마)요법'이라 부른다. 서양의학의 부작용이나 오류, 한계를 극복하고 치료효과를 높이기 위해 새로 개발되는 여러 진단과 치료방법이라 할 수 있다. 향은 기원전 이집트에서 주검이 썩지 않게 하는데 쓰였고, 동양에서는 주로 마귀를 쫓는 방법으로 활용됐다. 그밖에 전염병 치료에 사용되기도 했는데, 최근 다시 의학영역에서 연구되고 있다.

냄새는 감각 가운데 가장 신속히 뇌에 전달된다. 전달된 자극은 감정이나 정서와 연관되는 대뇌변연계라는 부위와 직접 연결된다. 대뇌변연계는 소화기관이나 생식기관에도 연결돼 식욕과 소화력을 높인다. 또 성적 흥분을 이끌어내기도 하고, 반대로 감정을 조절해 마음을 안정시키기도 한다. 냄새는 몸 안에 들어온 뒤 바로 빠져나가므로 인체에 쌓일 염려도 없다. 이런 이유에서 향기요법은 대체의학의 선두주자로 꼽힌다.

향기요법은 식물에서 추출한 오일을 쓰며 그 종류는 수백여 가지에 이른다. 가장 많이 활용되는 오일은 라벤더이다. 이 오일은 한화학자가 화상에 대한 치료효과를 발견하면서 세상에 알려졌다. 이

꽃은 몸과 마음의 조화를 유도해 건강을 가져다주는 효능을 지녔다. 더불어 라벤더 오일은 정신건강에 도움이 되는데 스트레스, 불안, 우울, 두통 등에 효과가 있다. 또 피부나 호흡기 질환에도 널리 쓰인다. 피부에 바르거나 목욕, 마사지를 하면 피부질환 치유에 효과를 볼 수 있다. 이때 여러 오일을 섞어 쓰면 더 나은 효과를 내기도 한다.

향기는 정신질환 치유에 도움이 된다.

아로마 요법은 식물의 천연향을 추출·농축한 원액인 아로마를 흡입이나 마사지를 통해 인체에 흡수시키는 치료법이다.

향기로 질병을 치료하는 것은 고대 이집트에서부터 이어져 내려온 서양의 대표적 민간요법이다. 고대 이집트 벽화에 향유를 짜는 그림이 나오고, 중세 서양에서도 병자에게 향기를 쐬어 치료했다. 서양의학의 아버지인 히포크라테스도 아로마의 효능을 이야기했다. 산업혁명 이후 실험실에서 약물을 합성하기 시작하면서 쇠퇴한 이 요법이 최근 현대의학의 한계에 대한 인식과 함께 새로 부상하고 있다.

식물의 향기가 치료 효과를 갖는 것은 동물의 호르몬에 영향을 미치는 물질(phermone)의 일종이기 때문이다. 아로마가 냄새를 통해 후각세포에 흡수되거나 마사지를 통해 인체에 들어가면 호르몬 생성을 자극해 신진대사에 영향을 미친다. 꽃향기가 벌을 부르는 것

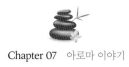

과 같은 이치다. 이 점이 인공 합성향료인 향수와 다른 점이다.

아로마가 피부미용에 좋다는 사실은 널리 알려져 사용되고 있지만, 정신의학 분야에 적용하는 것은 갓 시작단계이다. 아로마의 향기가 불안장애, 공황장애, 사회공포증 환자 등의 정신질환 치유에 도움이 된다.

제3의학 – 향기요법

향(아로마)이나 향유는 좋은 냄새뿐만 아니라 종교적 의식, 죽은 자를 방부 처리하거나 나쁜 냄새를 제거하기 위해 오래 전부터 사용되어 온 방법이다. 이집트, 그리스, 로마, 아랍, 인도나 중국에서는 질병치료 또는 질병을 옮기는 곤충 퇴치를 위해 수천년 전부터 향유를 사용했다.

그러나 아로마가 실제로 질병치료에 응용되기 시작한 것은 1920년 프랑스의 화학자인 르네 모리스 고터퍼스가 우연히 라벤더 오일을 바르고 화상을 깨끗이 치료한 경험을 발표한 뒤부터이다.

향유는 향기를 가진 휘발성 발화물질이며 식물의 꽃이나 뿌리, 잎, 껍질, 나무의 진액 등으로부터 추출하여 만든다. 치료법은 향유를 공기에 뿌리거나 코를 통하여 흡입하는 방법이 있고, 마사지나 목욕을 통해 피부로 흡수케 하는 방법도 있다. 다만 독성이 있는 향유는 내복하거나 안구에 직접 닿게 해서는 안 된다.

향유의 효과는 다양하다. 특히 소화기능을 원활하게 하며 제독·

진정작용과 원기를 돌워주는 작용이 뛰어나다. 슈나우벨트 박사의
연구결과에 따르면 향유는 항균작용, 항경련작용, 뿐만 아니라 이
뇨제 혈관확장제 또는 혈관수축제로서의 역할도 수행한다.

향기는 인간의 감각 중에서도 가장 예민한 후각을 통해 콧속의
제1 뇌신경을 통과하여 우울, 슬픔, 두려움, 미움, 격정, 등의 감정을
진정시키고 혈압, 맥박, 호흡, 스트레스나 호르몬 밸런스에 영향을
주기도 한다.

아로마 치료의 선도적 연구가인 영국의 존 스틸 박사가 뇌파를
이용하여 향기치료가 뇌에 미치는 영향을 조사한 결과 오렌지, 쟈
스민, 장미 등의 향은 뇌를 진정시키는 작용을 로즈마리, 후추 등의
향은 뇌를 자극하는 것으로 나타났다.

영국의 유명한 의학 잡지인 '란세트'지에는 다량의 수면제를 복
용하지 않으면 잠들지 못하는 노인에게 취침 시 침실에 라벤더 향
을 뿌리게 했더니 어린아이처럼 숙면을 취하게 됐다는 기사가 실
리기도 했다. 또한, 뉴욕의 슬로안 케터링 병원에서는 폐쇄 공포증
이 있는 환자들에게 바닐라 향을 흡입시킨 후 밀폐된 곳에서 한 시
간씩이나 소요되는 MRI 촬영을 한 결과 대부분(63%) 잘 견뎌냈다고
보고하기도 했다.

향기로 우울증을 치료.

약을 먹거나 주사를 맞아야만 병을 고칠 수 있다고 생각해서는

안 된다. 향기만으로도 치료 효과를 거둘 수 있다.

향기요법이 질병치료의 보조요법으론 충분한 가치가 있다.

향기요법은 단순한 감기에서 치매에 이르기까지 모든 질병에서 무궁무진한 효과를 거둘 수 있다.

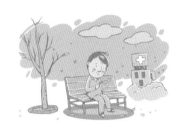

우울증이나 불안증 또는 스트레스가 심한 사람들에게 제라늄, 장미, 라벤더의 향을 맡도록 한다. 강렬한 태양의 힘을 받고 자라난 이런 식물들의 향은 우리 뇌를 기분 좋게 할 뿐 아니라, 체내에 면역세포를 증강시켜 진정효과를 거둘 수 있다.

여러 향을 블랜딩 하면 얽히고 설켜 훨씬 탁월한 치료효과를 가져온다. 에센셜 오일끼리의 혼합의 상승효과가 바로 향기요법의 정수라고 할 수 있다.

만성 두통 환자에겐 캐모마일을 손수건에 묻혀 냄새를 들이마시게 하고 감기 환자에겐 박하향을 맡게 한다. 박하 6~8방울을 목욕물에 떨어뜨려 피부를 통해 향이 스며들게 하는 것이다. 소화장애, 순환기장애, 관절염, 피부질환환자, 심지어 현대의학에선 치료를 포기할 수밖에 없는 말기 환자들에게도 향기요법을 통해 좋은 효과를 거둘 수 있다. 향기요법의 효과 중 하나가 고통을 줄이는 진통효과이기 때문이다.

향기치료에 이용되는 오일은 식물의 잎, 줄기, 껍질 꽃잎 등에서 뽑아낸 순도 100%의 에센셜 오일이다. 에센셜 오일은 천연화학물질로 인공합성 화학물질로 제조된 향수와는 다르다.

에센셜 오일을 흡입하거나 마사지하면 그 향이 뇌를 자극, 자가 치유력이 증가돼 병을 치료할 수 있다. 물론 이때 병을 고치는 작용을 하는 것은 향 자체가 아니다. 치유작용을 하는 것은 '인체면역물질'이며 향기요법은 이러한 면역물질을 생성하는 역할을 맡는다. 에센셜 오일에 들어있는 호르몬과 각종 약리 성분이 인체의 면역세포를 증식시키고 재생하 는데 견인차 역할을 한다.

예를 들면, 샐비어 향은 에스트로겐이라는 호르몬 물질을 함유하고 있어 인체 내 생리주기를 조절하는데 도움을 주고, 장미향은 담즙 분비를 증가시켜 배설을 촉진시키는 역할을 하는 것으로 밝혀졌다.

어떻게 냄새가 인체 내 생리기능까지 조절할 수 있을까? 한 연구에 의하면 향기가 후각신경을 자극하면, 전기줄처럼 우리 몸 안에 연결된 후각신경은 뇌에 신호를 보낸다. 즉시 대뇌 호르몬 분비가 왕성해지고 이 향기 성분이 우리 몸의 소화기관이나 생식기관에 도달, 우리 몸과 정신에 활력을 불어넣어 인체 면역체계가 건강하게 가동되기 시작한다.

후각이 생리적 반응에 영향을 미친다는 사실은 후각이 마비된 환자의 경우, 우울증 증세를 동반한다는 보고에서도 반증된다.

암치료기관으로 유명한 미국 뉴욕 슬로안 케터링 암센터에선

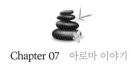

MRI<small>(핵자기공명영상장치)</small>검사를 받기 전 불안해하는 환자에게 바닐라 향과 냄새가 비슷한 헬리오트로핀<small>(Heliotropin)</small>을 맡게 해 63% 이상 불안과 고통을 감소시켰다는 보고도 있다.

향기파동치유요법
아로마테라피

Chapter 08

캐리어 오일

🥣 캐리어 오일(Carrier oils)의 종류

아로마테라피의 조제에 많은 식물성 오일들이 캐리어 오일로 사용된다. 이런 오일은 기본적으로 무향이어야 하며 피부에 친화력이 좋아야 한다. 아로마 오일만큼 종류가 다양하다. 각 증상 및 피부 타입에 맞게 선택하여 사용할 수 있다. 캐리어 오일 또한 목적에 따라 두, 세 가지를 혼합하여 사용할 수 있다.

🫕 카놀라유(Canola)

매우 가볍고 향이 없으며 쉽게 스며든다. 캐나디안 오일이라 불리기도 하며 흡수력이 뛰어나 마사지 또는 목욕 시 사용하면 좋다.

이 오일에는 높은 리놀산 성분이 함유되어 있으며, 이것은 부패와 변질을 막는 작용을 하고 피부의 건강을 유지시켜 준다.

🔥 코코넛 오일(coconut)

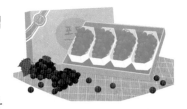

천연의 오일은 차가운 온도에서 굳는 반면, 분류된 코코넛 오일은 액체상태를 유지한다. 분류된 오일은 극히 가볍고 깨끗하며 향이 없는 캐리어 오일이다. 천연의 분류된 오일은 가볍고 쉽게 흡수되는 마사지 오일 베이스나 윤활제로서 사용될 수 있다. 향수에 있어 일반목적의 캐리어, 혹은 처음 사용하는 물질로 추천된다.

🔥 포도씨 오일(grape seed)

포도씨를 압축해 얻어내며 아주 가볍고 향기가 없는 맑은 오일이다. 그렇기 때문에 전문 아로마테라피스트나 마사지사가 가장 선호하는 오일이다. 비타민을 풍부하게 포함하고 있으며 피부 자극이 적은 무취의 오일이다. 비타민 E가 많기 때문에 산화하기 어렵고 피부를 젊어지게 하며 리놀산을 많이 함축하여 미용액에도 적합하고 지성인 사람에게 잘 어울리는 오일이다.

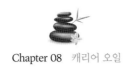

풍부한 단백질, 비타민, 미네랄을 함유하고 있으며 피부에 흡수력이 뛰어나 피부에 끈적이는 느낌이 없다. 지성피부, 또는 여드름 피부에 적합한 오일이다.

헤이즐넛 오일(Hazelnut)

다양한 종류의 헤이즐넛 나무에서 얻어지는 오일이다. 많은 비타민E를 포함하고 있어 피부에 영양을 공급해 주며 피부를 부드럽게 한다. 또한, 피부의 혈액순환을 촉진시킨다.

이 오일은 여드름을 예방하고 수렴수로 쓰이며 효과가 뛰어나 얼굴 마사지용으로 최고의 오일 중 하나이다. 특히, 모공수축 등 피지를 조절하는 특징이 있으므로 지성이나 복합성 피부에 적합하다.

133

조조바 오일(jojoba)

사막에서 자라는 조조바 나무 열매에서 추출되는 오일이다. 가벼운 감촉에 높은 흡수성을 가진 이 노란색 오일은 실제로 액체 광택제이다. 조조바 오일의 화학구조는 피부자체의 오일분비로 뛰어난 보습과 유화성 성질을 주는 피지와 비슷하다.

조조바 오일은 마사지와 미용관리 모두에 있어서 가장 다양하게 사용되는 캐리어 오일이다. 이것은 모공을 막히지 않게 해줌으로써 과다한 분비물이나 지성의 피부를 포함한 모든 피부타입에 적합하다. 또한 격분되고 불안정한 상태에도 잘 든다. 그리고 모발 영양제나 천연의 순한 자외선 차단제로 사용하기도 한다.

sesame 오일

참깨를 저온 압축한 냉각요법에 의해 얻어진 오일이다. 비타민, 미네랄, 레시틴을 풍부하게 함유하고 있으며 태양빛을 차단해주는 막을 형성해 주며 빛에 그을려 달아난 요소들을 보충시켜주는 오일로 선탠 전/후, 마사지용 오일로 많이 이용되고 있다. 오일 안에 함유 되어있는 seasmol 이라는 성분은 항산화제 역할을 한다.

스위트 아몬드 오일(sweet almond)

잘 익은 아몬드 나무의 씨에서 추출한다. 그리스 로마시대의 사람들로부터 가장 사랑받던 오일이다. 매우 가벼우며 풍부한 단백질, 미네랄, 비타민을 함유하고 있어 피부와 모발을 부드럽게 해준다. 특히, 산성화되는 피부의 pH값을 중화시켜주는데 최고의 오일로 알려져 있다. 지치고 건조하며 탄력을 잃은 피부 세포에 충분한 비타민을 공급하기에 건조한 피부, 가려움증, 통증이 있는 피부에 사용하면 염증을 완화시키는 효과가 있다. 그러나 저장 기간이 길지 않기 때문에 사용 시마다 필요한 만큼 작은 용기에 덜어 쓰거나 보관해야 한다.

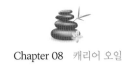

올리브 오일(Olive)

다양한 질의 올리브 오일이 사용되지만 extra-virgin, cold-pressed olive 오일이 가장 좋다. 짙은 녹색의 찐득찐득한 오일은 단백질, 미네랄, 비타민과 함께 필수지방산(특히 alpha-linolenic acid)이 풍부하다. 탈수되고 불안정한 피부/튼살과 같은 반흔의 예방과 치료에 좋고, 천연 자외선 차단제/모발 영양제로써 좋다. 종종 더 가벼운 감촉의 베이스 오일과 혼합하여 사용한다.

해바라기 씨 오일(sunflower seed)

나무열매 향이 조금 나는 가벼운 감촉의 황금빛 또는 노란색의 오일이다. 미네랄, 필수지방산, 비타민(특히vitamin E) 등의 영양소를 포함하고 있다. 모든 피부 타입에 적합한 다목적의 캐리어 오일이다.

아프리커트커넬(Apricot kernel)

영양이 많고 클렌징에 많이 이용되는 오일로 보습성이 뛰어나고 스킨케어에 많이 사용된다. 클렌징에 좋으며 피부에 윤택을 주어 피부를 회복시키고 활력을 준다. 모든 피부타입에 사용될 수 있으며, 특히 노화한 피부, 건조피부, 민감피부, 붉은 빛이 있는 피부에 좋다. 항암작용의 비타민 B15를 함유하고 있다.

🛢 스위트 아몬드(Sweet Almond)

아몬드의 종자로부터 채유하며 상처치료나 피부를 윤택하게 하며 피부의 가려움을 억제하고 피로한 피부를 회복시켜 모든 피부타입에 사용이 된다. 아기의 피부나 민감피부에 적합하고 피부연화작용, 보습 작용, 침투력이 뛰어나며 항암 물질인 비타민 B15를 포함하고 있기 때문에 항암작용이 기대된다. 전신 마사지에 많이 사용되며 핸드 케어에도 사용된다.

미네랄, 단백질, 비타민 D, E, 포도당, 올레인산, 지방산으로 강한 냄새는 없고 시원한 기분의 오일로 산화가 잘 안 된다.

🛢 호호바 골든(Jojoba golden)

모든 피부타입의 사람에게 적용되며, 강한 냄새는 없고 비교적 시원한 기분의 오일로 항산화제 역할이 있으며, 상처치유 효과가 있다. 침투성이 좋고 피부의 보호작용, 소염작용, 살균작용, 자외선 방지 작용이 있다.

🛢 이브닝프라임로즈(Evening Primrose)

종자유, 최근 베이비후드 등으로 보이는 알레르기나 생리통을 억제하는 기능이 있는 감마리놀렌산을 풍부하게 포함하고 있다.

아토피성 피부염, 천식, 꽃가루 알레르기가 있는 사람은 캡슐에 넣어 내복하는 방법이 추천되며 다른 오일에 10~20%를 더해 사용

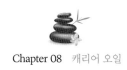

하는 것이 좋다. 캐리어 오일 중에 빛과 열에 약한 오일로 산화하기 쉽다.

🛋 아보카도(Avocado)

피부에 대한 침투력이 강하고, 비타민 A와 B, 미네랄, 엽록소 등 영양가가 높은 오일로서 건조피부, 썬탠 피부의 손질, 노화한 피부에 좋으며, 다른 오일에 조금 혼합하여 보습 효과를 높인 상태에서 사용하면 좋다.

🛋 로즈힙(Rosehip)

불포화 지방산을 많이 포함하고 있어 세포 기능을 높여 신진대사를 활발하게 하는 기능이 있다. 햇빛에 그을린 피부나 노화한 피부에 좋다. 피부의 손상을 회복하는 기능이 있어 피부질환, 색소 침착의 피부 개선, 외상, 화상, 피부 노화현상, 상처 자국 등 여러 가지 피부의 장애에 이 오일이 훌륭한 효능을 나타낸다.

137

🛋 윗점(Wheat germ)

비타민 E를 풍부하게 포함하고 있어 산화가 잘 안된다. 다른 베이스 오일에 10% 더해 두면 산화가 지연된다. 냄새나 촉촉함이 강한 오일로 건조피부, 노화 방지 효과, 피부를 젊어지게 하는 효과를 기대할 수 있으며, 밀에 대해서 알레르기가 있는 사람은 패치 테스

트를 하고 나서 사용하는 편이 안전하다. 내복으로 콜레스테롤을
없애는 작용이 있다고 알려져 있다.

블랜딩의 법칙(The Principles of Blending)

블랜딩 시에는 각 아로마 오일의 휘발도를 구분하여야 한다. 좋
은 블랜딩의 구성은 이 세 개의 범주에서 조화롭게 균형이 이루어
져야 한다. 또한, 혼합할 때 픽사티브(고정액) 뿐만 아니라 수정, 강화,
균등의 부가적인 분류를 사용한다.

138

블랜딩 방법

- 처음부터 세 개나 네 개 이상의 오일을 혼합하지 말아야 한다.
- 진정과 자극 등 서로 반대되는 효능을 가지고 있는 오일들을
  혼합하지 않는다.
  - 정확한 오일을 사용하고 있는지 확인하고 서로 보충하여 관
    리하는 고객에게 알맞은 오일을 만든다.
- 혼합물이 고객을 유쾌하게 만들도록 한다.
  - 블랜딩의 가장 중요한 부분인데 향의 선택은 객관성을 띠어
    야 하며 항상 고객의 취향에 맞아야 한다.

블랜딩 가이드 라인(Blending guide lines)

- 혼합의 목적을 신중히 살펴보아야 한다.(어떤 증상 및 관리에 적용할 것
  인가 결정을 한다.)

- 혼합물을 어떻게 사용할 것인지를 결정한다.(예를 들면, 목욕법, 마사
  지, 흡입법 등 사용방법을 결정)

- 혼합물에 사용될 에센셜 오일을 선정한다.
  - 각 오일의 향을 잘 기억하고 있어야 한다.
  - 블랜딩을 조화롭게 이루는 그룹(화학적인 그룹, 향에 대한 그룹)을
    기억하고 있어야 한다.

- 혼합물의 향이 고객의 취향에 맞는지를 알아본다. (혼합물의 향이 고
  객의 취향에 맞지 않을 경우 혼합 균등제, 수정제, 강화제를 이용해 다른 향을 만든다.)

블랜딩을 위한 베이스(=캐리어)오일

일단 각 오일끼리 섞는 것은 확신기, 사우나, 스팀룸의 흡입제로
만 사용된 것이다. 다른 목적으로 사용하기 위해서는 캐리어 오일
또는 무향의 베이스 혼합물을 섞어야만 한다.

향기파동치유요법
아로마테라피

Chapter 09

아로마테라피 적용

🍵 아로마테라피 호전반응

임상에서 간혹 사용하는 용어로서, 복약 또는 복용 후 일시적으로 몸의 상태가 나빠지는 현상이다.

한의학 문헌상에는 《尙書》 <열명>에서 "만약 약을 먹어 명현하지 않으면 그 병이 낫지 않는다."라고 하였는데, 이에 대하여 공영달은 소(疏)에서 "명현은 사람으로 하여금 가슴에 기가 막혀 답답하게 한다는 뜻이다."라고 하였다(동양의학대사전 참조). 서양의학에서는 "치유의 위기(crisis for healing)"라고 표현한다.

- 산성체질 : 졸리거나 혀끝과 목마름, 잦은 소변, 방귀
- 고혈압 : 머리가 무겁거나 어지러움, 무기력

- 빈혈 : 코피(여성), 갈증, 꿈, 윗배 불편
- 소화기능이상 : 명치답답함, 뜨거움, 통증, 더부룩, 구토
- 배변 이상 : 설사
- 만성피로, 눈 충혈 : 구토 , 가려움, 물집
- 소변 생리 이상 : 얼굴 물집, 여드름, 붓는 증세
- 혈당조절 : 배설 당분의 양이 많아짐, 부종, 무기력
- 치질 : 혈변
- 여드름 : 더 많아질 수 있음
- 기관지 : 갈증, 어지러움, 구토, 가래가 잘 안나옴
- 호흡기이상 : 가래
- 스트레스 : 불면증, 흥분되는 느낌 등

대체적으로 명현반응으로 불쾌감, 통증, 두통, 어지럼증, 메스꺼움, 구토, 기침, 오한, 발진, 발열, 하혈 등의 증상이 나타날 수 있다.

 자연치유력 향상에 의한 호전반응(아로마테라피)

- 호전반응이란 - 건강체로 돌아가려는 신체의 조정 증상이다. 아파야 낫는다(치유의 위기).
- 히포크라테스 - 음식으로 고칠 수 없는 병은 약으로도 고칠 수 없다.

🝰 면역의 문제

세포교통오류	과면역반응	저면역반응	뇌기능	기타
류마티스성 관절염	알러지	암	학습장애	불임
골관절염	천식	세균감염	주의집중장애	심장병
루푸스	비염	기관지염, 요도염 소화성궤양	행동과다장애	선천성 당화결함
피부근염	두드러기		알츠하이머	색소성 망막염
다발성경화증	습진	바이러스감염	파킨슨	흑내장성 백치
당뇨병	아토피	감기, 헤르페스, 유행성독감, B형 및 C형간염, AIDS	치매	색맹
건선/백선	환경적 독소 증후군		우울증	신경경련
루게릭	에이전트오렌지		대뇌마비	골다공증
중증 근무력증		크론씨병	불안반응	각종 중독성
궤양성대장염		갑상선염	발작	

🝰 정화반응의 종류

- 이완반응 - 노곤하다, 졸림, 권태감, 술 취한 듯하다.
- 과민반응 - 변비, 설사, 발한(땀나는 것), 종기, 통증
- 배설반응 - 습진, 부스럼, 두드러기, 피부발진, 여드름, 가려움, 눈꼽, 많은 양의 배변, 방귀 등
- 회복반응 - 위통, 복통, 구토증, 발열 등

향기파동치유요법 아로마테라피

호전반응의 증상과 원인

발열	• 인체의 정상이상의 발열은 세균을 잡기 위해 백혈구가 맞서 싸우거나 노폐물을 제거하기 위한 반응 • 고혈압, 신장염, 신경장애나 한랭성 질환이 있는 사람 • 바이러스나 박테리아에 감염되는 경우 면역반응으로 인해 발열이 발생한다. • 면역력을 향상시키는 과정에서 나타나는 증상
오한, 감기몸살	• 외부에서 들어온 염증유발물질이나 독소로 면역체계와 싸우는 과정에서 피부나 근육의 혈액량이 줄어들면서 체온이 떨어져 추위를 느낀다. • 평소 혈액순환이 원활하지 못하여 수족냉증이나 저리는 현상이 있었던 사람 • 대사증후군이 있는 사람은 몇 차례에 걸쳐 감기, 몸살 같은 반응이 나온다. • 해독과정에서 치유유사 호르몬이 분비되면서 체온이 상승하여 고열이 발생함
설사, 구토	• 체내 독소, 노폐물을 빨리 배설하기 위한 반응 • 특히 설사의 경우 평소 위장기능이 약하거나 예민한 사람 • 위, 장의 노폐물, 장내 세균 등의 나쁜 세균들을 신속히 배출하는 과정 • 소화기계(비위, 소장)기능이 약한 사람에게 많이 발생한다.
경련	• 인체의 특정부위에 이상이 생겨 혈액순환이 이루어지지 않을 때 피를 순환시키기 위한 일시적인 현상이다. • 근육의 수분부족, 기혈의 순환이 되는 과정에서 일어날 수 있는 반응
두통	• 수분부족, 약한 위장기능으로 소화가 잘 안될 때 발생 • 기혈순환이 잘되지 않은 경우 • 대사증후군이나 대부분 환자들에게 해독작용이 일어나는 과정에서 주기적으로 두통을 호소하는 경우가 있다.
속 더부룩함	• 위장 기능이 좋지 않은 사람, 복부가 냉한 경우 불완전연소로 가스가 발생
잦은방귀	• 장기기능을 회복함에 따라 일어나는 일시적인 현상 • 장 속에 정체된 숙변이 분해되어 배출되는 과정에서 가스가 많이 발생

144

변비	• 체내 수분대사가 정상적으로 되는 과정에서 일시적으로 일어나는 수분부족으로 나타나는 증상 - 충분한 수분 보충을 해줘야 한다.
피로, 근육통, 노곤함	• 몸의 노폐물, 독소물질이 배출되면서 생기는 가스가 혈액에 녹아 뇌, 근육에서 통증을 유발하는 현상 • 평상시 과로 스트레스가 과한 경우 이완반응으로 나타나는 증상
부종	• 체지방이 많이 감소하였거나, 호르몬 대사 균형의 정상화 과정에서 발생 • 신장기능이 정상적으로 회복되기 전에 나타나는 현상 • 림프순환이 잘 되지 않아 부종이 나타나지만 수분조절기능이 정상적으로 환원되면서 얼굴이나 다리에 부종은 없어진다.
산성체질	• 졸립거나 혀끝과 목이 마르고, 잦은 소변과 방귀가 나올 수 있으며 복부 팽만감이 오기도 한다. • 구토 증세가 나타나거나 피부가려움증 또는 물집이 생기는 경우도 있으며 때로는 배변 시 혈변이 나올 수 있음 • 독소 노폐물 배출로 가려움증이나 발진 통증이 나타날 수 있다. • 독소 배출과정에서 피부를 통해 빠른 배출을 위해 수분을 끌어모아 물집이 생김
배변기능이 약할 경우	• 장내 미생물의 불균형이나 장내 독소가 많아 설사가 잦을 수 있음
소화기능이 약할 경우	• 명치끝이 갑갑해지고 뜨거워지며, 음식을 먹을 때 통증이 오기도 하고 속이 더부룩하며 구토 증세가 생길 수 있음 • 오심, 구토증상이 나타날 수 있음
피부족 빈혈	• 쉽게 코피가 나올 수 있고(여성에게서 많이 나타남) 갈증을 느끼거나 밤에 꿈을 많이 꾸게 되며 한편으로는 윗배에 불편한 느낌이 올 수도 있다. • 일시적으로 산소와 영양공급이 안되어 어지럼증이 일어날 수 있음 • 암, 대사증후군 환자들은 극심한 어지럼증이 나타나기도 함 - 호전되어 가면서 두통, 어지럼증, 빈혈 증상은 없어진다.
혈압이 높은 경우	• 머리가 무겁거나 어지러운 상태가 1~2주 지속될 수 있으며, 무기력해질 수 있음
장질환	• 병상에 따라 차이가 있으나 설사가 잦을 수 있다.

145

향기파동치유요법 아로마테라피

스트레스	• 잠을 쉽게 잘 수가 없고 오히려 흥분되는 듯한 느낌이 나타날 수 있다. • 나른함, 권태감, 무기력함 증상이 나타날 수 있다.
호흡기 (기관지, 폐)	• 갈증, 구토, 어지러움 및 가래가 많이 생기며, 우유빛 또는 누런색 가래가 나옴
여드름	• 초기에는 다수 많아지지만, 곧 없어질 수 있다. • 간기능저하, 폐기능 이상, 호르몬 대사의 이상으로 나타나는 염증성 질환. • 염증물질이나 독소 노폐물이 피부를 통해 배출되는 과정에서 세균성 독소에 의해 나타나는 증상
혈변, 고름	• 치질 : 만성 변비와 함께 생기는 질환 • 암환자, 간질환의 경우 대변에 혈변이나 고름이 섞여 나오는 현상이 발생
코피	• 심장, 간, 비위 기능이 원활하지 못해 생긴 질환의 경우 코피가 난다. • 어혈을 배출시키기 위한 생리적인 현상으로 코피가 난다.
소화기계기능 저하	• 위가 안 좋은 경우 - 가슴 부위가 답답하고 미열이 있으며, 음식을 잘 못 먹음 • 위궤양 - 궤양부위가 아프고 답답한 느낌이 든다. • 위하수 - 위 부위가 답답하고 토하고 싶어진다.
소변의 거품, 단백뇨, 혈뇨	• 당뇨병이 있는 경우, 심한 성인병 환자의 경우 혈뇨가 나오기도 함. • 에너지 대사가 원활하지 않아 단백질이 빠져 나오면서 거품을 동반하거나, 탁한 단백뇨가 나옴
신경쇠약 자	• 어지러움과 뒷머리의 무거움이 올 수도 있다.
눈의 충혈, 눈꼽, 눈물	• 고혈압, 간기능 이상이 있는 경우 발생함. 혈액의 흐름이 정체된 곳에 노폐물이 모여들면서 눈이 충혈되는 증상이 나타남. 독소 노폐물이 배출되는 과정
신경통, 요통, 관절통	• 환부의 통증과 팔다리 저림이 올 수 있음 • 성인병환자의 경우 독소 노폐물이 배출되는 과정에서 대부분 요통을 동반하는 강한 통증의 호전반응이 나타남
흉통, 답답함, 가래, 각혈, 재채기	• 폐의 병적 기능이 치유되는 과정에서 가슴 답답한 증상이 나타남 • 위장, 폐, 심장기능이 회복되면서 흉통이 나타나기도 함 • 폐, 기관지가 좋지 않은 경우 독소 노폐물을 배출하는 과정에서 황색이나 백색의 가래가 나오거나 각혈을 하는 증상이 나타나기도 함

146

간기능 저하	• 구통증세와 피부의 간지러움 물집이 생길 수 있고, 검은 눈동자가 변색, 눈꼽
백발증가, 손발톱의 변화	• 몸속이 냉해지는 경우 탈모나 백발이 증가한다. • 간암이 진단되기 전에 급격히 백발이 증가하게 되는 경우가 있다. • 암의 질환인 경우 손발톱의 선홍색이 없어지고, 결이 겹치거나 거칠어지고 줄무늬가 생김 • 폐, 간, 신장의 기능이 호전되는 과정에서 병든 부위에 백발 또는 새치가 되어 솟아난다. 탈모가 되어 다시 머리털이 나는 경우 흰머리부터 올라오는 경우가 많다.
하혈	• 정체된 어혈이나 독소 노폐물이 배출되면서 하혈을 하기도 하고, 염증이나 낭종, 종양이 있는 경우 치유반응이 일어나면서 하혈을 함
기미, 주근깨	• 간, 폐, 신장 기능이 저하되면 기미, 주근깨가 생기고 피부가 거칠어지는데 장기의 기능이 회복되는 과정에서 일시적으로 피부 반응이 심해지다가 깨끗한 피부로 변한다.

향기파동치유요법
아로마테라피

Chapter 10

아로마테라피 처방

🥣 순환기계

♨ 고혈압(high blood pressure)

오랜 기간 스트레스에의 노출, 흡연, 동맥경
화, 잘못된 식단, 과도한 술, 염분, 동물성 지방,
카페인의 섭취는 모두 고혈압의 요인이 될
수 있다.

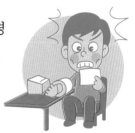

- 가능하면 주마다 정기적으로 몸을 이완시킬 수 있는 오일의
  혼합물을 사용하여 마사지를 한다. 각 7~10방울씩의 일랑일
  랑, 라벤더, 마조람을 50ml의 조조바 오일과 섞어서 마사지 해
  준다.

- 라벤더, 일랑일랑, 카모마일 또는 마조람 같은 이완성 오일을 8~10방울 정도 사용하여 매일 목욕을 한다.
- 위의 오일들을 매일 가정이나 사무실에서 증발기에 단독 또는 혼합하여 사용한다. 증발기가 없을 시 대안으로는 손수건에 몇 방울 묻혀서 낮 동안 흡입한다.
- 라벤다(7방울)+제라늄(5방울)+클라리세이지(2방울)+조조바100ml

 저혈압(low blood pressure)

저혈압은 고혈압보다 잠재적인 위험이 적지만, 종종 현기증, 지속적인 피로, 그리고 추위에의 민감성 같은 쇠약증상을 동반한다. 신경쇠약, 스트레스, 순환장애, 빈혈 그리고 유전적 요소들이 모두 요인이 될 수 있다.

- 비타민C와 E가 풍부한 음식을 먹는다. 또한, 요리에 양파와 마늘을 많이 넣는다. 생강, 검은 후추 같은 양념은 순환을 도와준다.
- 신선한 공기와 충분한 운동, 그리고 심호흡 운동이 유익하다. 활발한 마사지는 더욱 유용하다.
- 각 7~10방울씩의 로즈마리, 파인, 바질(또는 5방울의 블랙페퍼)오일을 50ml의 식물성 캐리어 오일과 섞어서 마사지 오일을 만들어 전신에 특히, 손과 발에 관심을 두면서 마사지한다.

- 정기적으로 추천된 오일 중 하나를 8~10방울 목욕물에 첨가한다.
- 마음을 고양시키고 몸에 정력을 주기 위해 집이나 사무실에 있는 증발기에 자극성 오일을 사용한다.
- 로즈마리(10방울)+바디샴푸로 샤워한다.

🝫 정맥류(Varicose vein)

정맥류는 주로 다리에 생기는 보기 흉하고 때때로 아프며 부풀거나 뭉친 정맥들이다. 이들은 순환 부진과 정맥벽의 부적절한 탄성 때문에 생긴다. 유전, 운동부족, 과체중, 임신, 그리고 영양부족은 모두 이 질환의 요인이 될 수 있다고 한다.

151

- 섬유질이 많은 음식물을 먹어라. 또한, 비타민E와 C를 섭취한다.
- 가볍게 운동하고 다리를 꼬고 앉는 자세, 오랜 시간동안 서있는 자세는 좋지 않다. 잘 때, 휴식을 취할 때는 다리를 약간 높은 곳에 올린다.
- 사이프러스와 로즈는 혈관에 긴장도를 유지시키며 혈관확장을 막는다. 각각 7~10방울씩의 제라늄, 야로우, 사이프러스를 50ml의 칼렌둘라 오일에 섞어서 마사지 오일/크림을 만든 다음 정맥류와 주변 부위를 부드럽게 문질러준다.

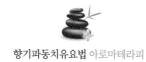
정맥류 또는 그 밑을 직접적으로 누르지 말고 심장 쪽을 향해 다리를 문지른다. 마사지 후에는 다리를 높게 위치하도록 한다.

- 부종 예방을 위해서 위치하젤 로션에 적신 냉 습포를 국소적으로 적용한다.
- 8~10방울의 로즈마리나 쥬니퍼와 같은 순환촉진제를 첨가한 따뜻한(또는 뜨거운) 목욕은 전체적인 순환상태를 향상시킨다.

 ## 소화기계

🗃 비만(obesity)

비만의 원인으로는 잘못된 식습관, 운동부족, 유전적인 요인, 기타 신체적인 질병 등 매우 다양한 요인으로 기인된다. 이를 아로마테라피로 관리할 경우 고객의 환경적, 심리적인 요인, 상황을 잘 파악하고 고려하여 접근하여야 한다.

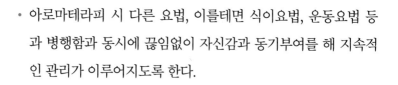

- 아로마테라피 시 다른 요법, 이를테면 식이요법, 운동요법 등과 병행함과 동시에 끊임없이 자신감과 동기부여를 해 지속적인 관리가 이루어지도록 한다.

- 비만은 각 개인이 처해져 있는 불완전한 감정상태에 의해 근원적인 문제를 야기함으로 스트레스를 이완시키고 진정을 취할 수 있도록 허브티를 권유한다.(버가못, 캐모마일, 라벤더 등)

  🪷 감귤류의 껍질을 달여 먹으면 지방분해 효과가 있다는 것을 보도했다.

- 각 4방울의 쥬니퍼, 판넬, 사이프러스, 버가못을 30ml의 베이스 오일에 혼합하여 마사지한다.

- 그레이프프룻 5방울, 판넬 4방울, 쥬니퍼 4방울, 블랙페퍼 4방울의 오일을 베이스 오일에 넣어 매일 샤워 후 바디 오일처럼 해당부위에 발라준다.

- 제라늄 4방울, 버가못 3방울, 로즈마리 3방울을 물에 희석한 후 목욕을 한다.

- 바디 salt 제조 : 100g의 해염에 쥬니퍼 7방울, 라벤더 5방울, 사이프러스 5방울, 판넬 5방울, 그레이프프룻 5방울을 넣어 잘 섞어 밀폐된 용기에 담아 보관한 후 목욕 시마다 해당 부위에 적당량을 사용하여 가볍게 문질러 준다.

- 식욕억제가 효과가 있다고 알려진 파촐리를 아로마 목걸이에 넣어 몸에 지니고 다닌다.

153

음(陰) 비만

음의 비만형은 수분대사가 나빠지고 신진대사가 떨어져 지방과 셀룰라이트가 축적되는 형이다. 물렁살이고, 탄력이 없으며 손발이 차고 림프순환이 나빠 몸이 찌뿌듯하고 저리고 아픈 증상이 있다. 많이 먹어도 기운이 없어 운동의욕도 떨어져 있다.

노폐물, 독소배출을 향상시켜 기초대사를 높여 축적된 지방의 소모를 유도한다.

> 아로마 오일 처방 쥬니퍼(10방울)+싸이프러스(10방울)+제라늄(10방울)+조조바 오일50ml

양(陽) 비만

양의 비만은 스트레스로부터 과식이 조장되어 살이 찐 케이스가 많고 식욕억제가 안되어 염분과 단것을 과다 섭취하는 것이 원인이다. 살이 단단하고 근육이 경직되고 변비증세를 보인다.

비장과 신장기능을 올려 대사를 높이고 근육을 이완시키고 안정시켜 식욕조절을 하는 것이 좋다.

> 아로마 오일 처방 로즈마리(10방울)+마조람(10방울)+라벤다(10방울)+조조바 오일50ml

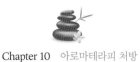

🥣 비뇨, 생식기계

🝵 부종(Edema)

과도한 수분이 체내 조직에 정체된 부종은 부어오르는 증상이 유발된다. 가장 일반적으로 발목에서 발견되는 이것은 손, 발, 복부, 눈 주변, 또는 전신에도 영향을 미칠 수 있다. 부종 또는 수분 정체는 특히 임신 중, 비만에서 나타나는 일반적인 질병이며, 조직으로부터 새어나온 액체에 의해 유발된다. 알러지, 염좌, 고혈압, PMS, 시차로 인한 피로, 그리고 경구피임약의 복용은 부종의 원인이 될 수 있다.

- 비타민B가 함유된 펜넬, 샐러리, 파슬리, 마늘, 그리고 양파 등의 허브로 차를 마신다.
- 만약 발목과 발이 영향을 받았다면, 가능한 한 잠잘 때도 다리를 상승시킨다. 마사지는 순환계와 림프계를 자극하는 림프마사지가 과도한 수분을 제거하는 최상의 관리법 중 하나이다. 가벼운 운동은 유익한 예방책이 된다.
- 각 3~4방울씩의 로즈마리, 제라늄, 펜넬을 25ml의 캐리어 오일/크림에 첨가하여 마사지를 한다. 마사지는 언제나 심장을 향해서 피부를 문지른다.

- 가능하면 상태가 나아질 때까지 일주일에 한번 전신 림프마사
지를 한다.
- 위의 목록에 있는 오일 중 하나를 8~10방울 따뜻한 목욕물, 또
는 발목이 부었을 경우에는 족욕한다.

> ☙ 로즈마리와 쥬니퍼는 임신 중에는 금기 한다. 부종은 종종 심각한 신장 질
> 환이나 진행 중인 심부전의 초기 증상이기도 하다.

🥣 피부

🗜 셀룰라이트(cellulite)

   일반적으로 허벅지, 하복부, 엉덩이와
팔의 상완부분에서 나타나고 피부표
면이 오렌지 껍질처럼 울퉁불퉁하다.
이것은 환경적인 것이든지 음식에 의

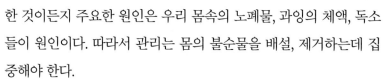

한 것이든지 주요한 원인은 우리 몸속의 노폐물, 과잉의 체액, 독소
들이 원인이다. 따라서 관리는 몸의 불순물을 배설, 제거하는데 집
중해야 한다.

- 올바른 식이요법은 관리에 필수적이다. 술, 자극적인 차, 그리
고 정제된 식품들을 금해야 한다. 생과일과 야채를 많이 먹고
허브티 또는 스프링 워터를 충분히 마셔야 한다. 아연과 비타

민B와 C복합체 또한 유용하다.

· 심각한 경우라 해도 아래와 같은 방법으로 식이를 변화시킨다면 좋은 효과를 얻을 수 있다.

  - 특별히 셀룰라이트를 목표로 한 정기적 운동계획을 세워라 (셀룰라이트는 운동하지 않는 부위에 주로 생기는 경향이 있기 때문이다.)

  - 그 부위에 다소 압을 가해 강한 마사지를 하고, 목욕하는 동안 바디 전용 솔을 이용하여 문질러준다. 특히 이것은 적당한 에센셜 오일과 결합될 때 조직 내의 울혈을 제거하는데 도움을 줄 수 있다.

  - 조직 내의 산소 유입을 증가시키기 위해 이완과 심호흡 운동을 하라. 이는 셀룰라이트 제거에 필수적이다.

  - 매일 피부 표면을 빈번하게 마찰함으로써 혈액순환을 증가시킬 수 있다. 바디 전용 솔을 사용하여 발부터 시작하여 몸 전체로 가면서 심장, 다리 위쪽, 몸통, 팔 쪽으로 어깨에서부터 아래쪽으로 솔질한다.

  - 가능한 한 림프부위를 집중적으로 자극한다.

· 각 7~10방울씩의 로즈마리, 제라늄, 펜넬을 50ml의 베이스 오일과 섞은 것을 사용하는 마사지는 혈액순환과 림프 배농 증진을 돕는다.

· 3~4방울의 캐롯시드, 그레이프프룻, 펜넬을 25ml의 조조바(또는 캐롯) 캐리어 오일(또는 부드러운 크림)에 섞어 농축 오일/크림을 만

들어서 환부에 세차게 문지른다.

- 추천한 오일(또는 혼합물) 중 어떤 오일이라도 8~10방울을 목욕물에 사용한다. 추가적으로 솔이나 바디용 스폰지에 묻혀 환부를 빈번하게 문지르며 목욕하면 혈액순환에 도움이 된다.

 습진(Eczema)

지방산이 결핍된 식이는 아토피성 습진과 연관되어 있고, 너무 적은 양의 비타민B6는 알러지 경향과 연관되어 있다. 비타민C와 B를 섭취하라.

- 순수한 라벤더나 티트리가 효과적임에도 불구하고, 알러지가 개입된 상태에는 매우 낮은 희석률(1%나 그 이하)이 더 적합하다.
- 냉 습포 이용, 로즈나 카모마일, 라벤더 워터에 아래의 오일을 1~2방울 섞은 혼합물을 적신 냉 습포(수렴작용)를 적용한다.
  - 진물이 나는 습진 : 파촐리, 미르
  - 비늘처럼 벗겨져 떨어지는 습진 : 로즈, 멜리사
  - 화농성 습진 : 카모마일, 야로우
  - 감염성 습진 : 티트리, 라벤더
- 아로마 크림/오일 제조 : 25ml의 칼렌둘라 크림/오일이나 이브닝프라임로즈 오일에 5~6방울의 혼합된 카모마일, 라벤더, 로즈(혹은 멜리사)를 섞는다. 하루에 2회, 문제부위에 도포한다.

- 일반적 방법으로 목욕물에 추천된 오일 몇 방울을 떨어뜨리고 한 줌의 베이킹소다를 넣으면 가려움을 경감시킬 수 있다.
- 살짝 데운 올리브 오일 15ml에 라벤더나 티트리를 4~6방울 혼합하여 도포한다.

노화 피부

과식과 불규칙적인 생활은 일반적으로 노화를 촉진시킨다. 섬유질이 풍부하고 화학 첨가물이 적은 신선한 식이는 건강한 피부를 가질 수 있도록 돕는다. 매일 충분한 양의 물을 마시는 것과 술, 차, 커피를 조절하는 것도 매우 중요하다. 항산화물질로 알려진 비타민 A와 C, E, 셀레늄 등은 이러한 노화로부터 보호한다. 노화는 필연적이기는 하나 건강한 생활에 의해 지연될 수 있다.

159

- 알콜이 함유된 토너나 비누 대신에 자연산 토너나 세안제를 사용한다.
  - 각 7방울씩의 제라늄, 라벤더와 3방울씩의 프랑킨세스, 네롤리 또는 페티그린 그리고 75ml의 로즈워터를 25ml의 글리세린에 첨가해 잘 흔들어 준 후 사용한다.
- Face 영양 오일 제조 : 25ml의 조조바, 알몬드나 그레이프시드에 15ml의 윗점 오일, 15ml의 로즈힙 오일 또는 아프리코트 케빌, 아보카도, 헤이즐넛, 보라지, 이브닝프라임로즈, 피치커넬과

같은 다른 진한 식물성 오일에 10~15방울(총합계)의 라벤더, 로즈, 네롤리, 페트그린, 프랑킨세스를 섞어 아침, 저녁으로 사용한다.
• 눈가의 주름 방지를 위해서는 취침 전에 약간의 윗점 오일이나 로즈힙 오일을 눈가에 부드럽게 바른다. 눈 주위에는 가급적이면 아로마 오일의 사용을 피한다.
  - 근육의 긴장도와 순환을 증진시키기 위해 베이스 오일을 이용하여 가볍게 도포 또는 부드럽게 마사지 한다.

지성피부

포화지방의 과다 섭취는 문제를 일으킬 수 있고 비타민B2의 결핍으로도 나타난다. 신선한 과일과 야채를 많이 섭취하고 충분한 양의 물이나 과일 쥬스, 카모마일, 라벤더 등의 허브차를 마신다. 무향의 pH가 조절된 비누를 사용하여 부드럽게 세수하고 가급적이면 두꺼운 화장을 피하며 썬스틱을 항상 바르고 햇빛으로부터 철저하게 피부를 보호한다.

• 항지루성 오일로는 티트리, 제라늄, 버가못, 쥬니퍼, 시달우드 그리고 라벤더가 있다.
• 25ml의 위치하젤과 75ml의 라벤더 워터에 15ml의 글리세린, 각 7방울씩의 라벤더와 제라늄 3방울씩의 버가못과 시달우드를 섞어서 클린징 로션을 만들어서 사용한다.

- 각 2~3방울씩의 라벤더와 제라늄, 파촐리^(또는 팔마로사), 15ml의 윗점 오일, 그리고 25ml의 아프리코트 케넬^(도는 부드러운 크림)을 섞어 하루 두 번씩 사용하고 도포한 후 15~20분 후 닦아낸다.
- 일주일에 한 두 번은 25ml의 젖은 clay pack에 6~7방울^(총합계)의 티트리와 버가못, 라벤더를 혼합한 팩을 사용한다.

건성피부

효소, 비타민식품 등을 섭취하여 비오틴을 보충한다. 충분한 물과 비타민A를 섭취하고 식물성 오일로 만든 음식을 충분히 공급하여 필수지방산을 섭취하도록 한다. 특히 호두, 보라지 그리고 이브닝프라임로즈 오일 등을 섭취하도록 한다. 그리고 일정하게 피부에 수분을 공급하고, 극단적인 냉과 열로부터 피부를 보호한다.

161

- 성상이 되고 향이 진한 로즈가 건성피부에 효과적이다. 각각 2~3방울씩의 로즈, 제라늄^(또는 팔마로사), 라벤더와 25ml의 아프리코트 케넬, 그리고 아보카도, 보라지, 이브닝프라임로즈, 윗점^(또는 로즈힙 오일)과 같은 진한 오일 15ml를 함께 섞어 보습제로 사용한다.
- 건성피부에 좋은 토너와 클린져 제조 : 각 7~8방울씩의 카모마일, 라벤더, 샌달우드에 75ml의 로즈워터를 섞어 어두운 색의 용기에 뚜껑을 잘 막아둔다. 한 달 후 커피 필터를 사용해 걸러

낸 다음, 25ml의 글리세린을 첨가하여 잘 흔들어준다.

- 건성피부를 위한 팩 : 30ml의 clay, 10ml의 벌꿀, 10ml의 옥수수전분과 달걀 노른자 한개, 5ml의 이브닝프라임로즈 오일(또는 로즈힙 오일)과 몇 방울의 로즈, 라벤더 또는 샌달우드를 잘 섞어 15분 동안 얼굴에 도포 후 찬 물로 씻어 낸다.

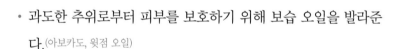 갈라지는 피부(cracked skin)

갈라지는 피부는 발이나 손에서 주로 일어나는 문제로 특히 입 주위나 신체의 일부에서 나타나기도 한다. 갈라지는 피부는 통증을 동반한다. 추위에 노출되거나 습진, 건선 등에 걸렸을 때 이런 현상이 일어난다. 비타민B5, B6 결핍과 필수지방산 부족 시 나타난다.

- 과도한 추위로부터 피부를 보호하기 위해 보습 오일을 발라준다.(아보카도, 윗점 오일)
- 각각 3~4방울씩의 미르, 저먼 카모마일, 파촐리, 벤조인 오일을 25ml의 칼렌둘라 크림과 섞은 것으로 아침, 저녁으로 마사지를 해준다.
- 보습과 영양공급을 위해 몇 방울의 로즈 오일과 25ml의 윗점, 보라지, 아보카도 또는 로즈힙 오일과 섞어 매일 발라준다.

흉터가 남은 피부(scarred skin)

여드름, 종기 후 반흔, 화상 후, 임신이나 갑작스런 체중 증가에서 오는 튼살 자국(살트임)이 생기는 경우가 있다. 이 때 몇몇의 흉터는 피부색과 유사하거나 피부색과 구별되어 착색된다. 엽산의 부족은 상처를 천천히 아물게 한다. 또한 회갈색의 색소 침착을 일으킨다. 비타민C, E, F 또는 필수지방산은 피부 조직의 빠른 치유에 중요한 역할을 하므로 위의 영양소를 섭취한다.

- 5ml의 로즈힙, 윗점 또는 보라지 오일을 5ml의 저자극성 크림 베이스에 넣고 1방울의 로즈, 라벤더 또는 네롤리와 섞어서 최소한 하루 두 번 발라 준다.
- 살트임 방지를 위해서는 각각 15ml씩 윗점, 보라지, 로즈힙 오일과 25ml의 조조바, 그레이프시드 또는 스위트 알몬드를 혼합한다. 6방울의 로즈, 네롤리, 프랑킨세스 또는 라벤더를 첨가한다. 하루에 두 번 복부와 가슴, 다리에 가볍게 마사지 한다. 이 혼합물은 이미 생성된 살트임 제거에도 도움을 줄 수 있다.
- 각 2방울씩의 네롤리, 로즈와 라벤더를 20ml의 조조바, 아프리코트나 피치, 케넬 오일 또는 항알러지성 크림/로션에 섞어서 매일 보습제로 사용한다.

  ❦ 의학적으로 저먼 카모마일 연고는 갈라지는 피부의 환자 치료에 사용된다. 비타민E가 풍부한 식물성 오일(보라지와 윗점 같은)은 특히 흉터 남은 피부의

재생에 도움을 준다. 로즈, 특히 로즈힙 오일과 결합된 것은 색소침착성 흉터와 튼살, 오래된 상처, 수술 자국을 포함한 모든 형태의 흉터에 효과적이다.

민감성 피부와 실핏줄(sensitive skin and thread veins)

민감성 피부는 음식에 많은 화학 첨가물이 들어간 식품을 섭취했을 경우 나타나므로 술, 자극적인 차를 최소화하는 것이 좋다. 강한 햇빛이나 과도한 열, 추위에 노출되는 것을 피한다. 민감성 피부를 위해서는 자극제, 즉 알콜이 함유된 화장품, 향수 같은 것을 피하는 것이 좋다.

- 피부를 탈수시키는 거친 비누나 제품 사용을 피하라. 대신에 5~6방울씩의 카모마일, 라벤더와 2~3방울의 로즈를 75ml의 로즈 워터에 섞어 25ml의 글리세린을 첨가해 잘 흔들어준다. 혼합물을 면 탈지솜에 묻혀 아침, 저녁으로 보습제 사용 전에 발라준다.
- 실핏줄과 민감성 피부를 위해, 각각 2~3방울씩의 로즈, 네롤리 또는 페티그린, 그리고 라벤더와 25ml의 위치하젤을 75ml의 오렌지 플라워 워터에 잘 섞어 하루에 두 번씩 발라준다.
- 피부 보습을 위해서는 5~6방울(총합계)의 로즈나 카모마일이나 라벤더를 25ml의 조조바, 아프리코트 또는 패치 카멜 오일이나 항알러지성 크림/로션에 섞어서 매일 사용한다. 실핏줄을

위해서는 15ml의 로즈힙 또는 저자극성 크림에 3방울의 로즈
를 섞어 하루 두 번 피부를 부드럽게 마사지한다.
· 실핏줄 또는 혈관확장이된 경우는 수렴성을 가지고 있는 로즈
워터를 이용해 찜질을 해준다.

　🪷 로즈는 강장과 수렴작용이 있기 때문에 실핏줄생성을 방지하는 기능을 가
　　지고 있다. 실핏줄이 확장된 경우에는 오랜 시간을 투자하여 인내심을 가
　　지고 관리하는 것이 중요하다.

🪔 여드름

식생활 습관을 바꾸는 것은 매우 중요하다.
물이나 카모마일, 페퍼민트나 레몬 밤 같은
허브차를 충분히 마시는 게 좋다. 또한 자
극적인 차나 커피, 술 등은 가능한 줄인
다. 특히 비타민A의 결핍은 땀구멍을 막히게

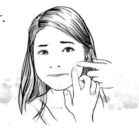

하여 소름이 돋는 것 같이 보이는 하얀 여드름이나 검은 여드름이
생기게 한다. 비타민제(비타민A, C, B)와 미네랄(Zinc)을 섭취하도록 한
다. 기분 전환을 위해 매일의 규칙적인 운동과 적당한 일광욕도 좋
은 치료가 된다.
· 라벤더, 티트리 원액을 면봉에 묻혀서 여드름 부위에 도포한
다. 또는 버가못과 유칼립투스 원액을 1:1로 혼합하여 면봉으로
해당 부위를 바른다.

🏵 티트리는 재발로 인해 잘 관리가 되지 않는 여드름에 효과적이다. 1990
년 호주에서 이 오일의 효과가 현재 여드름 치료에 광범위하게 사용되는
benzoly Peroxide와 비교하여 평가 되었는데 benzoly Peroxide보다
부작용이 적은 것으로 나타났다.

- 그레이프시드 50ml에 로즈마리와 제라늄 그리고 판넬을 각각
  7~8방울 넣은 용액을 1주일에 2회씩 림프마사지를 하도록 한다.
- 제라늄을 아프리코트 케넬과 섞어서 여드름이 난 피부에 도포
  한다.
- 크린싱 로션 만드는 방법 : 25ml의 위치하젤, 75ml의 라벤더 워
  터, 15ml의 글리세린, 각 7방울씩의 라벤더, 버가못 그리고 3방
  울의 티트리와 카모마일을 혼합하여 사용 전에 잘 흔들어 준
  후 사용한다.
- 영양/보호용 오일 만들기 : 3방울의 라벤더와 각각 1~2방울의
  파촐리, 제라늄을 25ml의 아프리코트 케넬, 그레이프시드 또는
  부드러운 크림과 섞어 혼합한 후 사용한다.
- 1주일에 한번씩, 25ml의 젖은 clay pack에 2~3방울의 티트리,
  버가못 그리고 라벤더를 섞어서 딥 클린싱 팩을 사용한다.
- 몇 방울의 티트리와 버가못 그리고 라벤더를 사용하여 일주일
  에 두세 번 10분간 얼굴에 온습포를 한다. 제라늄 또는 사이프
  러스를 이용하여 위와 같은 방법을 이용한다.
- 목욕물에 8~10방울의 버가못, 라벤더를 첨가한 후 목욕을 하고
  세수할 때는 세숫물에 티트리를 몇 방울 첨가하여 세수한다.

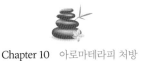
🥣 근골격계

🛁 근육통

근육통은 비오틴의 부족(이것은 항생제에 의해서 파괴 될 수 있다.)에 의해 일어난다. 비오틴의 가장 좋은 천연 급원은 이스트이다. 비타민E의 부족은 근육의 수축과 경직, 통증을 유발하므로 이런 것이 풍부한 식품을 섭취하는 것이 중요하다.

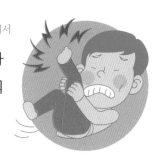

- 충분한 훈련 없이 행해지는 갑작스럽고 강도 높은 운동은 피하고 부드러운 운동을 하라.
- 근육통에는 국소 마사지가 효과적이다. 라벤더, 마조람과 로즈마리를 각각 7~10방울씩 50ml의 캐리어 오일에 첨가하여 마사지 오일을 만든다. 그리고 해당부위에 도포 후 부드럽게 문지른다. 따뜻하게 목욕/샤워 후에 사용하는 것도 좋다.
- 뜨거운 욕조에 몸을 담그는 것은 근육이완과 즉각적인 통증경감을 가져올 수 있는 효과적인 방법이다. 추천된 오일 중 어떤 것이든 8~10방울 목욕물에 첨가한다면 효과는 더욱 좋다.
- 피부를 따뜻하게 하는 생강(ginger) 오일 2방울을 식물성 오일에 섞어 근육통 부위에 바른다.

• 예방책으로써 심한 운동 전에 근육 긴장도를 유지시키기 위해, 로즈마리와 파인을 각각 10방울씩과 그레이프프룻과 블랙페퍼 각각 5방울씩을 50ml의 식물성 캐리어 오일에 놓고 섞어서 마사지 오일을 만든다.

   🍃 에센셜 오일과 마사지의 결합이 근육통 예방법으로 매우 효과적이다. 로즈마리는 피로, 경직, 과로한 근육운동에 매우 효과적인 오일이다.

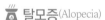 두피

🔥 탈모증(Alopecia)

168

자극적인 차 그리고 술을 줄이고, 비타민과 미네랄이 풍부한 음식을 먹어라. 특히 비타민B, C 그리고 F(필수지방산)는 밀 베아, 오트밀, 레시틴은 머리카락에 좋다고 한다.

• 순하고 pH가 중성인 샴푸를 사용하여 일주일에 두세 번 머리를 감는다.

• 정기적인 국소 마사지는 매우 효과적이다. 45ml의 코코넛 오일과 45ml의 윗점 오일, 각각 7~8 방울씩의 웨스턴 인디안 베이, 로즈마리, 라벤

더를 혼합하여 두피 마사지 오일을 만든다.

• 머리카락 성장 촉진과 대머리치료를 위해 10~12방울의 로즈마리(또는 라벤더)를 25ml의 살짝 데운 조조바 오일, 카스터 오일(또는 엑스트라 버진 오일)과 혼합한 후 두피를 전체적으로 마사지한다. 그후 따뜻한 수건으로 한 시간 정도 머리를 감싸 두었다가 미지근한 물에 씻어낸다. 그러나 물을 묻히기 전에 샴푸를 이용하여 머리를 깨끗이 씻어낸다.

• 15ml의 식초와 각각 3방울씩의 웨스턴 인디안 베이, 라벤더, 로즈마리를 100ml의 라벤더 워터(로즈 워터 또는 오렌지 플라워 워터)에 섞는다. 잘 흔들어서 두피를 마사지를 한다.

• 2~3방울의 라벤더 원액을 두피에 묻혀 마사지한다.

• 위 오일 중 하나를 매번 샴푸나 마지막 린스 물에 몇 방울 첨가하여 사용한다.

> 🪷 에센셜 오일은 특히 마사지를 병행했을 때 순환을 촉진시킴으로써 모낭을 자극하여 모발손실방지를 돕는다. 많은 임상에서 '순수한 라벤더, 로즈마리 오일은 두피 마사지용으로 사용되며, 머리카락의 손실을 줄이고 재생을 돕는다.

🪷 비듬(Dandruff)

• 천연강모로 만들어진 머리빗을 사용하고, 머리가 물에 젖었을 때는 빗질을 피한다.

• 5방울의 티트리를 50ml의 살짝 데운 조조바(또는 코코넛) 오일과

함께 섞어 두피에 마사지 한다. 따뜻한 수건으로 감싸고 한 시간 동안 둔 다음, 5ml의 순한 샴푸에 5방울의 티트리를 섞은 것으로 씻어 내라. 모발에 기름기가 남지 않도록 물을 묻히기 전에 샴푸를 먼저 사용한다. 일주일에 한 번씩 반복한다.

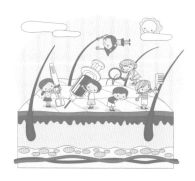

- 매일, 또는 정기적으로 5방울의 티트리 또는 2~3방울의 시달우드를 5ml의 샴푸와 섞어서 사용한다.

- 필요하다면 머리 감는 중간에, 순수한 티트리를 손가락으로 두피에 문지른다.

- 위의 오일 중 하나를 머리 감을 때 마지막 헹굼 물에 몇 방울 첨가한다.

  🪷 여러 연구를 통해 레몬글라스가 비듬을 일으키는 P.ovale 곰팡이 균에 효과가 있다고 보고 되었다. 그러나 레몬글라스는 휘발성이 강하고 경우에 따라 피부에 알러지를 유발하기 쉽기에 특히 사용량을 제한한다.

🛁 건조하고 손상된 모발(DRY / DAMAGED HAIR)

- 필수지방산(냉각 압축된 식물성 오일에서 발견되는) 부족이 건조한 머리, 비늘처럼 벗겨지는 모발손상을 유발하는 것처럼 단백질 부족은 손상된 모발/손톱을 초래한다. 영양이 풍부한 식이는 건강한 모발성장에 필수적이다.

- 모발 보호의 역할을 하는 산성막의 손상을 막는 순한 중성 샴푸를 사용하고 천연모 빗을 사용한다.
- 순한 중성 샴푸를 선택하여, 샴푸 100ml당 20~30방울^(총 합계)의 카모마일, 라벤더, 제라늄을 첨가한다.(또는 5ml의 샴푸에 2~3방울의 에센셜 오일)
- 10~12방울^(총 합계)의 카모마일, 라벤더, 페티그린을 25ml의 살짝 데운 조조바 오일, 카스터 오일(또는 엑스트라 버진 올리브 오일)과 섞어 두피 전체를 마사지한다. 따뜻한 수건으로 한 시간 정도 머리를 감싸둔 후 씻어낸다. 일주일에 한 번씩 반복한다.
- 3방울의 라벤더, 페티그린, 제라늄 또는 카모마일과 15ml의 식초를 린스 워터에 첨가하라. 이것은 세제 찌꺼기를 제거하고 두피의 산성의 평형상태를 유지시켜 준다.

🥣 아로마를 활용한 차크라(Chakra)

우리 몸은 물질적인 몸인 육체이외에도 기체(氣體)와 영체(靈體)로 이루어져 있다. 육체와 마음과 영혼의 건강, 이 세 가지가 조화가 이루어질 때 비로소 건강과 행복의 평화로운 삶을 영위할 수 있다.

세 가지 차원의 에너지가 조화롭게 상호작용할 수 있도록 돕는 것이 우리 몸에 있는 7개의 보석인 차크라이다.

차크라는 우리 몸의 에너지 시스템을 관장하는 중심점이다. 차크라에 이상이 있으면 영혼육에 이상이 생기며 차크라가 변화하면 우리의 몸과 마음도 바뀐다. 에센셜 오일로 이곳 차크라를 자극함으로 정신적 육체적인 안정과 건강을 유지할 수 있다.

No	이름	의미	위치	성분 요소	관장신체부위	색	조작 부위	에센셜 오일
1	물라다라	기초,근본	골반신경총 (회음)	땅	척추,신경	빨강	손바닥 밑면	일랑일랑
2	스바디스타나	자아의 거주지	하복부신경총 (하단전)	물	생식계통	연한 빨강	엄지	멜리사
3	마니푸라	보석의 도시	중완	불	위장, 간, 쓸개, 신경계통	주홍	3지	로즈마리
4	아나하타	늙지 않음 건강	단중 중단전	공기	심장, 혈액, 미주신 경, 순환계통	노랑	5지	유칼립 투스
5	비슈다	순수	갑상선(목)	소리	기관지, 성대, 허파, 식도	파랑 녹색	2지	제라늄
6	아즈나	권위, 명령 무한의힘	인당 상단전	다섯 요소	뇌의 아래부분, 왼쪽눈, 귀, 코, 신경계통	남색	4지	파츌리
7	사하스라라	천개의꽃잎	백회 (정수리)	다섯 요소	뇌의 윗부분, 오른쪽눈	보라	노궁	라벤다

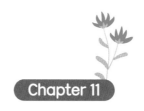

Chapter 11

아로마DIY

🥣 블랜딩된 에센셜 오일의 특징

ISO(국제표준화기구) + AFNOR(프랑스공업
표준화협회) 이 외에 4Life-PIQ(자체 엄격 한 규
격) + 할랄마크 획득.

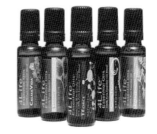

PIQ(식물지능지수)는 오일 속 다양한 성
분이 갖는 데이터를 고도의 기술로 분석
함으로써 100%의 순수 오일만이 갖는 품질과 효능을 임상적으로
제공할 수 있도록 선별하였다.

과학적 검증과 인증을 받은 엄선된 천연 식물성분만을 수집해서
엄격한 규격 검증 후 90점 이상시 상품화한다.

강력하고 안전하고 독특한 100% 순수 에센셜 오일을 초보도 사용할 수 있도록 이상적으로 블랜딩하였고, 전 세계 유일한 트랜스 퍼팩터 아로마 오일이다.

레몬

Q. 에센셜 오일 레몬 15ml 한 병에 몇 개의 레몬이 사용 되었을까요?

A. 레몬 오일은 콜드프레스(냉압착법)을 통해 제조되며 보통 과일 톤당 3~4Kg의 오일이 추출된다.(15ml에는 약 50개정도)

페퍼민트(100% 순수한 천연 에센셜 싱글 오일)

분위기 전환에 좋은 상쾌하고 시원한 향기

- 추천사용 : 실내 및 자동차 방향, 희석하여 스프레이를 이용하여 분무한다.
  - 분위기 및 기분전환, 평상심 유지
  - 캐리어 오일과 희석하여 마사지
  - 원료기원 : 미국 워싱턴의 아키마 밸리 산 페퍼민트에서 수증기 증류법으로 추출.

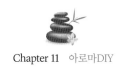

쿨터치(COOLTOUCH-100% 순수한 천연 에센셜 블랜드 오일)

시원하고 복합적인 마사지 효과

- 활기, 원기, 회복
  - 추천 사용 : 캐리어 오일에 희석하여 마사지, 관자놀이, 귀
    밑, 발바닥 등에 사용

쿨터치 - 블랜딩 아로마 종류

- 윈터그린
  - 시큼하고 약간 매운향
  - 뛰어난 항염, 진통효과(소염 진통제의 재료)
  - 우울증, 불안, 지성피부에 사용
  - 무기력하고 판단이 흐릴 때
  - 두통, 피부홍조, 기침, 가래해소
  - 진통제, 근육통, 관절통증, 관절염, 담석, 신장결석, 방광염
    등에 효과가 있다.

- 페퍼민트
  - 심신활력, 신경통, 신경쇠약, 두통, 편두통
  - 가려움증, 출혈진정
  - 정맥류, 치질에 습포법

175

  - 흡입시 눈을 가리고 간질이나 신경질환자는 사용금지 한다.

• 시나몬(계피)

  - 역사상 가장 오래된 향료

  - 따뜻하고 기운을 돋아주는 성질

  - 추위로 경직된 상태나 병의 회복기에 쓰면 도움이 된다,

  - 벌레퇴치, 벌레물린데 효과적이다.

• 저먼 케모마일

  - 짙은 파란색을 띠며 항염증 작용과 진정효과

  - 피부점막염증

  - 라벤더와 함께 쓰면 도움이 된다.

• 오스만투스

  - 금목서, 은목서 꽃잎에서 추출

  - 달콤한 향으로 최고의 향수 재료로 쓰인다.

 칼마비다(CALMAVIDA - 100% 순수한 천연 에센셜 오일)

• 라벤더 향기와 효과를 더욱 상승

• 상쾌, 활기, 황홀

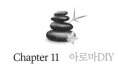

추천사용

- 침실 방향 및 베갯잇에 사용
- 목욕시에 세정제품이나 욕조에 함께 이용
- 피부 진정 및 보습
- 세탁시 함께 이용

칼마비다 - 블랜딩 아로마 종류

- 베르가못
  - 소화촉진, 식욕회복, 분노조절
  - 감염증 산통, 위통
  - 폐결핵, 호흡기 계통의 심각한 질환에 효과적
  - 피부에 사용 시 소독, 치유작용으로 습진, 마른버짐, 여드름, 포진 등에 좋다. 단, 매우 민감한 피부는 사용금지, 감광성 오일
  - 심신안정, 몸 전체의 신진대사향상, 스트레스, 두통, 불안, 불면증, 방충, 살균, 소독, 방부, 항염
  - 유럽 병실에서 공기를 정화하고 살균작용의 목적으로도 사용된다.
  - 화상에 큰 효과가 있다.
  - 독성이 없어 누구나 사용가능하나 임신초기에는 피하는 것이 좋다.

- 시나몬(계피)

  - 역사상 가장 오래된 향료

  - 따뜻하고 기운을 돋아주는 성질

  - 추위로 경직된 상태나 병의 회복기에 쓰면 도움이 된다.

  - 벌레퇴치 및 벌레물린데 효과적이다.

- 라벤더

  - 심신안정, 몸 전체의 신진대사향상, 스트레스, 두통, 불안, 불면증, 방충, 살균, 소독, 방부, 항염

  - 유럽 병실에서 공기를 정화하고 살균작용의 목적으로도 사용됨

  - 화상에 큰 효과

  - 독성이 없어 누구나 사용가능하나 임신초기에는 피하는 것이 좋다.

- 라빈딘(라벤더와 야생스파이크 라벤더 이종교배)

  - 예리한 향, 흡수 빠르고 호흡계, 순환계, 근육계 도움이 된다.

티포스(TFORCE-100% 순수한 천연 에센셜 블랜드 오일)

- 전세계 유일한 면역전달물질인 트랜스팩터 함유 오일
- 신선, 달콤, 민트, 스파이시

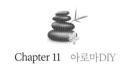

🏺 티포스 - 브랜딩 아로마 종류

- 오렌지
  - 달콤하고 따뜻, 피부재생효과, 식욕증진, 장기능 강화, 기미, 우울증, 긴장완화에 효과적이다.

- 파촐리
  - 피부질환, 노화된 피부에 좋다.
  - 피부 관리, 향수재료로도 사용된다.
  - 호흡기 거담작용, 갈라지거나 주름진 피부에 사용하면 좋다.

- 페퍼민트
  - 심신활력, 기분 업, 신경통, 신경쇠약, 두통, 편두통에 효과
  - 가려움증, 출혈진정
  - 정맥류나 치질에 습포법으로 사용한다.
  - 흡입 시 눈을 가릴 것, 간질이나 신경질환자는 사용금지

- 클라리세이지
  - 달콤하고 자극적인 향
  - 강력한 이완작용
  - 우울증, 불안감, 긴장감, 정신피로, 불면증에 도움이 된다.
  - 호흡기질환에도 좋아 목이 따갑거나 목이 잘 쉬는 사람이 사용하면 좋다.

- 항경련, 항염작용, 피부염, 종기, 건성피부에 좋지만 임신 5개월까지는 피하는 것이 좋다.

캐리어 오일

- 코코넛 에센셜 오일을 희석 시 최고의 조화를 이룰 유기농 캐리어 오일이다.
- 은은한 코코넛 향이 에센셜 오일의 향을 더욱 아름답게 향상시켜 준다.(향이 부드러워짐)
- 에센셜 오일의 효과를 피부 깊숙한 곳까지 안전하고 빠르게 전달한다.(호호바 이상의 흡수력)
- 피부 처짐 및 주름에 도움, 피부 손상, 항균력이 있어 건강한 피부에 도움이 된다.
- 피부보습, 멍든 부위, 건조한 모발에 도움이 된다.

🝛 블랜딩 비율 계산법

5ml, 5g, 5cc 의 베이스에 EO 1방울 넣는 것을 1%라고 한다(EO 1ml는 20방울)

- 얼굴 : 0.5~1%
- 바디 : 2~3%

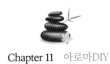

- 국소 : 5%
- PS: 4라이프 에센셜 오일은 코코넛 오일에 브랜딩해서 사용한다.

제품 활용 방법

- 바디보습 - 바디로션에(칼마비다)
- 피부진정 - 리뉴얼에(칼마비다)
- 피부영양 - 세럼(티포스&칼마비다)
- 두피(탈모)건강 - 샴푸에 페퍼, 칼마비다
- 바디세정 - 바디워시에(티포스&칼마비다)
- 피부 클렌징 - 클렌징(티포스)
- 건성피부(훼이스오일)
  - 코코넛 오일에(티포스,칼마비다) 0.5%(바디오일)
  - 코코넛 오일(티포스&칼마비다) 2%

🥣 아로마 DIY

🍯 최상 등급의 향수 만들기

- 15ml 향수 용기에 원하는 에센 셜 오일
- 90방울 계량한다.(티포스, 칼마비다, 쿨터치)

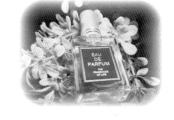

- 우아하고 고급스러운 향, 티포스
- 시원하고 청량감을 주는 향, 쿨터치, 티포스
- 진정, 안정감을 주는향, 티포스, 칼마비다
- 향수 베이스로 채우면 끝
- PS : 에센셜 오일 20~30%의(부향율)은 퍼퓸 등급

🍯 바디미스트 만들기

1. 용기를 소독하고 EO 을 먼저 계량한다(2%)
2. 피부 상태에 따라 코코넛 오일(5~10방울)을 계량한다.
3. 가용화제를 에센셜 오일 전체양의 ½ 동량으로 계량하고 충분히 흔든다.
4. FW를 ½쯤 채우고 충분히 흔든다.
5. FW를 가득 채우고 뚜껑을 닫는다.

🪷 에센셜 오일 - 칼마비다, 티포스

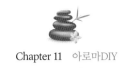
🝃 벌레퇴치 스프레이

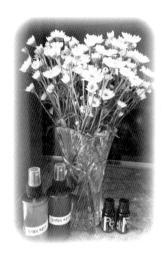

1. 스프레이& 건스프레이 용기를
   소독한다.

2. EO을 계량한다.(2-5%)
   - 레시피 : 칼마비다, 쿨터치, 페
     파민트

3. 가용화제를 EO과 동량(1/2)을
   넣고 충분히 흔든다.

4. FW(라벤다&정제수), 에탄올로 채우
   고 뚜껑을 닫고 사용한다.

🝃 섬유탈취제

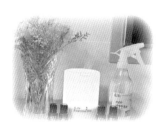

1. 용기를 소독한다.(건스프레이 용기)

2. EO을 계량한다.
   - 레시피 : 칼마비다, 페파민트,
     레몬(3%브랜딩)

3. 섬유 탈취제 베이스를 채운다.
   *아로마(EO)는 취향대로 조절한다.

🝃 집중력 롤온

1. 용기를 소독한다.

2. EO을 계량한다(5%)

   - 레시피 : 티포스, 쿨터치, 레몬

3. 코코넛 오일로 채우고 뚜껑을 닫는다.

4. 피부와 호흡으로 사용한다.

 통증 롤온

1. 용기를 에탄올로 소독한다.

2. EO을 계량한다(5%)

   - 레시피 : 칼마비다, 쿨터치,

    티포스

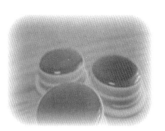

3. 코코넛 오일로 채우고 뚜껑을

   닫는다.

4. 통증 부위에 수시로 휴대하며 바른다.

 고온 비누 만들기

• 준비물- 비누베이스, 스텐비이

  커, EO, 천연색소, 도마, 칼, 비

  누 틀

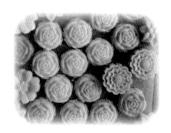

• 만들기-(1%레시피)

  1. 비누 베이스를 깍뚝썰기 해

    서 비이커에 담고 녹인다.

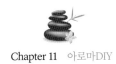
2. EO을 1Kg당 200방울^(칼마비다, 티포스)넣고 색소도 넣고 저어
   준다.

3. 이쁜틀에 붓고 굳힌다.

천연 연고 & 버뮬리

- 준비물 - 밀납^(비즈왁스), 시어버
  터, CO^(코코넛오일), EO, 스텐비
  이커, 핫블레이트

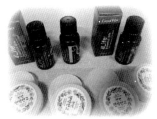

- 만들기- 용량 50g^(5%레시피)

 1. 비이커에 밀납^(13g), 시어버터
   ^(2g), 코코넛 오일^(35g)을 순서

   대로 계량하고 불에 올려 녹인다^(가장 약한 불로).

2. 밀납&버터가 다 녹으면 불에서 내리고 EO을 넣고 젖는다.

3. 틀에 붓고 굳힌다.

건식 디퓨즈 만들기

- 준비물- 이쁜용기, 장식꽃&스
  틱, EO, 디퓨즈 베이스

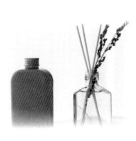

- 만들기- 용량기준^(20~30%)

 1. 원하는 용도의 기능에 맞는
   아로마를 용기에 먼저 계량

한다.(차량용, 안방, 공부방)

2. 디퓨즈베이스로 채우고 꽃& 스틱으로 장식한다.

 촉촉한 립밤 만들기

• 준비물 – 코코넛 오일, 밀납, 시어버터, EO, 비이커, 핫블레이트, 립밤 용기, 에탄올

• 만들기 – 50g(2%레시피)

1. 비이커에 밀납, 시어버터, 코코넛 오일을 계량한다.

2. 밀납과 버터가 녹으면 불에서 내리고 EO(칼마비다, 티포스)를 넣고 저은 후 용기에 붓고 굳힌다.

186

비염 롤온

1. 용기를 에탄올로 소독한다.

2. EO를 계량한다(2%). 쿨터치, 티포스

3. 코코넛 오일로 채우고 뚜껑을 닫는다.

4. 코밑에 바르고 호흡을 천천히 깊게 한다.

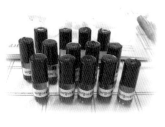

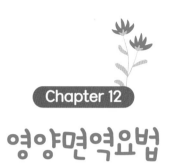

Chapter 12

영양면역요법

🥣 인체의 성분

인체를 구성하는 성분은 나이, 성별 및 영양 상태에 따라 다르고 개인차가 있다. 인체 구성 성분은 수분이 가장 많아 56~68%를 차지하고 단백질은 14~19%를 차지한다. 지방은 개인차가 특히 큰데 대략 12~20%이며, 탄수화물은 소량으로 1%이하이며 무기질은 5~6%이다.

🥣 영양소의 소화, 흡수

소화는 입안에서부터 시작하는데 먼저 음식물이 소화되기 쉽게 씹어진 다음 귀밑에서 분비되는 침과 혼합되어 침에 들어있는 아밀라아제에 의해 녹말이 부분적으로 분해된다.

그 분해는 불완전한 상태로 위로 보내진다. 침의 아밀라아제 작용은 위에 보내진 음식물이 위액과 충분히 혼합될 때까지 계속되며 녹말의 약 75%가 소화된다. 위에서 강한산성인 위액이 분비되며 단백질분해 효소인 펩신이 소화효소로서 작용한다. 펩신에 의해 음식물속 단백질의 펩티드결합이 끊어져 프로테오스, 펩톤처럼 분자량이 적은 폴리펩티드가 생성되는데 소화는 아직 불안전하다. 그렇기 때문에 음식물을 위액과 혼합시켜 죽처럼 만들어 소장으로 조금씩 보낸다.

소장은 소화작용이 가장 왕성한 곳으로 음식물 대부분이 이곳에서 소화된다.

소화물질은 위에서 흡수되지 않고 대부분 주름이 많아지고 융털이 많은 소장점막에서 흡수된다. 수용성인 것(당류,아미노산,글리세롤,저급지방산,미네랄)은 융털세포에서 흡수되어 모세혈관으로 들어가 문맥과 간을 거쳐 혈액에 의해 온몸으로 순환된다. 지용성인 것(지방산,모노글리세리드)은 쓸개즙 산의 작용으로 점막세포에서 흡수되어 림프관으로 들어가 가슴관을 거쳐 온몸으로 순환된다. 대장에서는 주로 물과 미네랄이 흡수된다.

소화, 흡수의 메카니즘을 지배, 조절, 작용을 하는 데에는 소화관 호르몬이 있다.

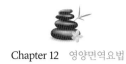

소화관호르몬은 주로 위, 십이지장 및 소장 윗부분에서 생산되는 것으로 가스트린, 세크레틴, 콜레시스토키닌, 판크레오지민 등이 알려져 있다.

에너지대사

음식물 속에 들에 있는 탄수화물, 지방, 단백질은 흡수되어 몸 안에서 산화될 때 에너지를 발생한다.

산화, 분해 된 것은 최종적으로 이산화탄소, 물, 요소 등의 질소화합물로 되어 배설된다. 에너지 면에서 대사를 조사하는 것을 에너지대사라 한다.

189

에너지의 단위

물 1g을 1°c올리는(14.5~15.5°c)데 필요한 에너지가 1kcal인데 영양에서는 이것의 1,000배인 kcal을 에너지 단위로 사용한다.

기초대사

기초대사는 안정할 때 소비하는 최소의 생리적 에너지를 말한다. 기초대사량은 이른 아침 공복일 때 반듯이 누운, 안정된 상태에서 측정한다. 기초대사는 몸무게보다도 몸 표면적과 더 잘 비례하므로 몸 표면적당 대사량이 이용되어 왔다. 이것은 열에너지의 발산이 주로 피부의 표면을 통해서 이루어지기 때문이다. 기초대사기준값은 성별, 나이에 따라 다르고 여성보다 남성 쪽이, 성인보다 발육기인 때가 크다.

특이동적작용

추울 때 단백질이 많은 식사를 하면 몸이 따뜻해지고 더울 때 식사를 하면 땀을 흘린다. 이와같이 음식물을 섭취하는 것에 따라서 에너지대사가 항진하는 것을 특이동적작용(specific dynamic action;SDA) 이라한다.

특이동적작용에 의해 발생된 에너지는 근육운동 등에는 쓰이지 않고 낭비되는 에너지이기 때문에 하루의 필요에너지를 산정할 때 가산할 필요가 있다.

특이동적작용은 음식물의 질과 양에 따라 다르며 단백질에서는 크고 탄수화물, 지방에서는 작다. 보통은 섭취하는 음식의 약 10%의 에너지가 특이동적작용으로 쓰인다.

에너지 대사율

사람이 활동을 하면 그만큼 여분의 에너지가 필요한데 이를 활동대사라 한다. 활동에 필요한 에너지는 활동의 강도와 그 사람의 기초대사량에 따라 달라진다.

활동 강도에 의한 에너지량을 비교하기 위해 쓰이는 것이 기초대사율이다. 에너지 대사율은 운동할 때 소비되는 에너지 양에서 안정할 때의 대사량을 뺀 에너지 양을 기초대사량으로 나눈값이다.

식품의 에너지

영양소를 공기중에서 연소시킬 때에 발생하는 에너지를 연소열이라한다. 1g당의 연소열은 탄수화물 4.10kcal, 지방 9.45kcal, 단백질 5.65kcal이다.

탄수화물과 지방은 공기 중에서 연소될 경우나 몸 안에서 산화, 분해될 때 최종적으로는 이산화탄소와 물이 되므로 같다. 단백질은 질소성분을 함유하기 때문에 몸 안에서는 완전히 산화, 분해되지 않고 최종적으로 요소, 크레아틴, 요산 등의 에너지를 함유한 형태의 질소성분을 배설한다. 그 배설물의 에너지는 단백질 1g당 1.25kcal이다. 따라서 단백질의 생리적 에너지는 연소열에서 배설물에너지를 뺀 4.40kcal이다. 그러나 실제 식품 속의 영양소는 몸 안에서 완전히 흡수되는 것이 아니므로 소화, 흡수율을 고려할 필요가 있다. 에트 워터 계수에 의하면 탄수화물은 98%, 지방은 95%, 단백질 92%가 소화, 흡수되고 이소화, 흡수율을 계산에 넣으면 식품 속의 영양소 이용 에너지는 1g당 탄수화물은 4kcal, 지방 9kcal, 단백질 4kcal가 된다.

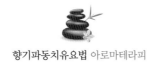

🔥 식생활과 영양

사람이 건강하게 생활하기 위해서는 영양, 운동, 휴식의 세 가지가 필요하다. 그중에서도 기본적이고 중요한 것은 영양이다.

식생활의 원칙은 하루세끼를 규칙적으로 하는 것이며 과식을 하지 않고 영양의 균형을 위해 편식을 하지 않는 것, 그리고 가공식품을 너무 많이 먹지 않는 것이며 생활의 리듬에 맞추어 운동을 하고 신체 상태를 보면서 식사를 조절하는 것이다.

🌿 영양요법이란?

균형 잡힌 영양소를 섭취하여 건강을 유지하고 예방하는 통합의학이다.

영양처방 또는 식사요법이라고도 하며 식이요법과도 관련이 깊다. 질병을 이겨낼 뿐만 아니라 환경에 대처하는 능력이나 감정적, 정신적 요인들을 이겨내는 데에 효과를 나타낸다. 가공식품과 인스턴트식품의 남용과 불규칙한 식생활 습관에 의하여 부분적으로 부족해진 영양소를 보충하는 것으로, 개인에 따라 다양한 방법이 있다. 담배를 많이 피우는 경우에는 비타민C와 비타민E, β-카로틴을 일반인보다 많이 섭취하도록 하며, 술을 많이 마시는 경우에는 비타민B1과 마그네슘을 더 많이 섭취하게 한다.

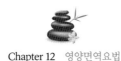

임산부의 경우에는 태아 발육을 위해 엽산을, 갱년기 여성은 골다공증을 방지하기 위해 칼슘과 비타민D를 많이 섭취하도록 하는 것이다. 이처럼 각자의 증상에 따라 정상 식사를 수정함으로써 소화 영양흡수를 가능하게 하고, 동시에 질병을 호전시키는 것이 대체의학이다.

영양요법의 종류

TNP 메가비타민요법(자연영양요법)

병원균에 의한 세균성 질환은 거의 정복되고 있으나, 이에 반하여 대사이상에서 오는 대사이상성 질환(만성퇴행성 성인병)은 오히려 급증하고 있어 현대의학의 한계성으로 지적되고 있다. 이러한 시대적 한계성을 해결하기 위해 새로운 의학의 접근방법인 생명과학을 분자교정의학(Orthomolecular Medicine)이라 하며, 화학합성약(현대의약품)이 아닌 자연영양물질을 이용하여 인체의 대사기능을 정상화 또는 강화시켜 만성난치성 질환을 치료하는 것이다.

자연영양요법은 체내에서 자연스럽게 생성되는 생리물질의 생합성을 유도하기 위해서 생리물질의 생합성에 필요한 영양물질만을 공급하여, 신체의 외부에서 들어오는 약물과는 비교가 안 될 정도로 무해하고도 강력한 약과 같은 작용을 하는 생리물질을 신체

스스로가 만들어 신체의 부조화를 근본적으로 개선함으로써 질병을 치료하는 것이다. 인체는 60 ~ 100조 개의 세포로 구성되어 있고 각각 효소의 작용에 의하여 300만 건이나 되는 생화학반응(1효소 1생화학반응)을 하여 신진대사가 이루어지고 있다.

이들 세포 하나하나는 전부 산소를 필요로 한다. 인체세포의 주재료는 단백질이며 인체세포벽은 불포화지방산으로 구성되어 있다. 효소는 단백질, 비타민, 미네랄, 엔자임 등을 의미하며 생명활동의 기초를 이루고 있다. 우리 인체 내에서 생명의 유지와 성장을 위하여 1일 300만 건 이상의 다양한 생화학반응이 이 효소의 작용에 의하여 일어나고 있으며 효소는 이러한 모든 생화학반응을 촉진, 매개하는 생체족매의 역할을 한다.

균형 잡힌 식단 또는 영양의 균형이 건강의 지표가 되며, 균형 잡힌 식생활을 함으로서 세포가 원하는 모든 영양소를 골고루 우리 몸에 공급할 수 있다. 이것을 실질적으로 돕기 위한 것이 분자교정 의학에 의한 자연영양요법(메가비타민요법)이며, T.N.P(Total Nutrition Supplement program)라고 부른다.

T.N.P의 필수영양소들은 8가지의 필수아미노산, 14가지의 비 필수 아미노산, 20여 종의 비타민, 16가지의 미네랄군들을 포함하고 있으며 우리 인간생명의 사슬(chain of life)을 이루어 생명활동을 건전하게 유지시켜준다.

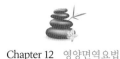

🍲 산화질소 영양 요법

유해산소로부터 인체를 보호해 주는 항산화 영양소인 비타민C 와 E를 공급해 주고 세포, 특히 적혈구 형성에 필요한 영양소인 엽 산을 공급하여 활력있고 건강한 생활을 할 수 있도록 한다. 산화질 소는 기체상태로 직접 흡입할 수는 없으며 체내의 산화질소 생성을 높여주는 것이 가장 좋은 방법이다. 적절한 영양소 섭취를 통해 산 화질소 생성을 높여줄 수 있다.

비타민 C, E등과 같은 항산화비타민은 산화질소(NO)를 파괴하고 혈관 상피세포를 손상시켜 산화질소(NO)의 생성을 감소시키는 유 해산소를 줄여준다. 따라서 항산화비타민은 산화질소(NO)의 체내 수준을 높여줄 수 있다.

항산화비타민(Antioxidants)이 풍부한 식품으로는 브로콜리, 당근, 시금치, 고구마, 콩, 포도, 오렌지, 사과, 딸기, 토마토, 녹차, 적포도 주 등이다. 소나무껍질에서 추출된 피그나제롤 성분이 강력한 항산 화 작용을 한다.

엽산(folic acid)은 혈관 내벽의 손상을 일으키는 호모시스테인의 농 도를 줄여주는 영양소로 혈관을 건강하게 해주므로 산화질소(NO) 의 생성을 촉진시켜준다.

엽산이 풍부한 식품은 녹색잎 채소, 새싹 채소, 오렌지 주스 등 이다.

산화질소(NO: Nitric Oxide)란? 공해물질인 이산화질소(NO2)와 혼동

하기 쉬우나 산화질소는 우리건강에 있어 매우 중요한 역할을 한다. 혈관의 내벽에서 자연적으로 분비되는 물질로 체내가 스스로 생성해내는 건강물질이라 할 만큼 체내 각 기관의 기능을 증진시켜 준다.

L- 아르기닌(L-Arginine)

아미노산의 일종으로 체내에서 산화질소(NO)로 전환되어 혈액순환을 증진시켜 준다. 붉은 고기, 생선, 닭고기, 콩, 견과류 등에 주로 함유되어 있지만 일반 식품을 통해서는 충분한 양을 섭취하는 것이 어렵다.

L- 시트룰린(L-Citrulline)

체내에서 L-아르기닌으로 전환되어 산화질소(NO)의 생성을 증가시키는 아미노산이다. 수박, 메론 등에 주로 함유되어 있으나 이 역시 일반 식품을 통해서는 충분한 양을 섭취하는 것이 어렵다.

L-아르기닌(L-Arginine)과 L-시트룰린(L-Citrulline) 풍부한 식품

쇠고기, 돼지고기, 연어, 통, 아몬드, 땅콩, 호두, 수박, 메론, 다크 초콜릿

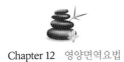

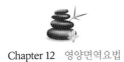 영양

음식을 아무리 많이 섭취하더라도 영양소는 편중되어 있으며 영양소도 부족하다. 그렇기 때문에 균형 있는 영양섭취와 소식습관을 가져야 한다. 우리는 식습관을 바꿔야한다.

영양소 함량부족

3대 영양소 - 탄수화물, 지방, 단백질 + 무기질(미네랄)과 비타민은 전해질 균형에 필수적인 물질, 수분, 체액, 핼액의 삼투압유지, 혈압유지, 심장운동배뇨 등의 작용에 필수적인 요소들이다.

99%의 질병은 면역체계가 균형을 잃게 된 것과 관계

- 가장 훌륭한 의사 → 자신의 면역체계
- 면역의 가장 중요한 기관 → 흉선, 골수
  - 흉선 : 면역세포로 하여금 어떻게 외부 침입자에 저항하고 방어하는지 훈련
  - 골수 : 면역세포를 만들어내는 곳

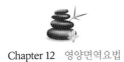 면역, 영양 요법의 중요성

질병치료를 함에 있어서 환자에게 맞는 영양요법과 면역요법을 병용시키지 않는다면 암을 비롯한 각종 질병치료(수술, 방사선, 항암제

치료)는 아무런 치료 의미가 없다.(Prof.Dr. med Zabel Berchtesgadener Zabel-Klinik,Germany)

암 환자의 영양치료는 의사가 환자의 질병종류 및 상태에 따라 치료약과 치료방식을 달리하는 것처럼 환자 영양치료 또한 선택된 종류와 방식을 통해서 만이 그 효과를 발휘할 수 있다.(Prof.Liselotte Kretschmer- dehnhardt, Die Ernaehrung bei Krebs und Krebsgefaehrdung, 1993)

미국 National Research Council 연구기관에도 이미 1982년부터 유방암, 자궁암, 결장암, 직장암, 전립선암, 위암, 간암 등은 식생활이 서구화 됨에 따라 많이 발생되는 암으로 정의를 내리고 있다. 또한 이 전문연구기관에 따르면 식생활과 암 발생의 연관성이 최고 60%까지 차지할 정도로 영양과 암, 질병 발생은 밀접한 관계를 가지고 있다.

의학기술은 눈부시게 발전하는데 환자는 늘어나는 이유가 무엇일까? 이는 면역기능의 저하가 첫 번째 원인이다. 최근 통계에 의하면 미국인의 평균 면역력이 전체적으로 30% 감소하고 있으며 1년에 3%씩 감소하고 있다.

면역력이 이처럼 저하되어가는 이유는 과연 무엇일까? 영양소 함유량의 현저한 저하, 균형 잡히지 않는 영양소 섭취로 인해 나타나는 결과이다. 현재 아무리 많이 먹고 잘 먹어도 우리 몸은 항상 영양결핍 상태에 놓여 있으므로, 미국 의학협회는 2002년 소속 의사들에게 환자들에게 영양 보충제를 권장하도록 권고하고 있다.

면역력을 향상시키는데 당 영양소가 반드시 필요하다. 물론 균형

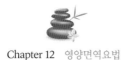

있게 영양소를 섭취해야 하지만 그 중에서도 면역력을 향상시키는
데는 당 영양소를 가장 필요로 한다. 당 영양소가 부족한 경우 면역세
포가 제 기능을 수행하지 못하며, 기능을 수행하더라도 오류를 일으
킬 수 있기 때문에 면역력 향상을 위해서는 꼭 필요한 영양소이다 .

🍵 면역세포가 일하는 방식

외부에서 적이 침입하면 대표적인 면역세포인 대식세포는 자기
가 가진 수용체를 이용해 적을 인식, 기억하고 대화하여 임파구 세
포에게 통보한다. 세포의 수용체는 세포와 세포간의 정보전달을 하
는 기능을 수행하며, 인지와 식별기능을 하고, 면역세포의 조절기
능을 가지고 있다.

- 임파구 세포 역시 자기가 가진 수용체를 이용해 적을 알아보고
  물리치게 된다.
- 면역세포들이 가진 글라이코폼(당사슬)이 제 모습이 아니거나 망
  가진 경우 적을 알아보지 못하게 된다.

🍵 영양소

영양소는 세포의 DNA에도 관여를 한다. 유전자의 본체인 DNA

를 이루는 기본물질이다. 그러므로 영양소는 손상된 DNA를 수리하고, 복구하는데도 관여를 한다.

뉴튼지에 지놈 해독의 완료 뒤 "포스트지놈"으로 생명과학 분야에서 주목되고 있는 것이 글라이코폼이며, 4개의 문자로 이루어진 단순한 암호인 DNA보다 복잡한 정보를 지니고 있다.

영양소 부족으로 나타나는 관련 질환

- 세포간 정보전달 오류 : 류마치성 관절염, 골관절염, 루푸스, 피부근염, 다발성 경화증, 당뇨병, 건선
- 과 면역반응 : 알러지, 천식, 비염, 두드러기, 습진
- 저 면역반응
  - 암, 세균감염(기관지염, 소화성궤양, 요도염)
  - 바이러스감염(감기, 유행성독감, 헤르페스, B형간염, AIDS)
- 기타 : 학습장애, 주의집중장애, 행동과다장애, 알츠하이머 치매, 불임, 심장병 등

면역

체내에 이상을 감지하여 인체를 지키고 이상 발생시 치유하려는

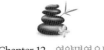

상태를 조절하는 것이다.

암은 면역억제의 극한 상태에서 발생하는 질환이다. 암환자는 임파구의 비율이 백혈구 전체의 30%미만이기 때문에 면역이 억제, 정상적인상태 35%의 비율을 유지, 임파구가 30%가 넘으면 암세포는 줄어들기 시작한다.

신구면역시스템

- 오래된 면역 : 비교적 초기에 성립된 면역시스템
- 새로운 면역 : 새로운 단계에서 성립된 면역시스템
- 면역은 어디에 있을까? 임파구가 있는 장소
- 임파구 : 흉선에서 만들어저 임파절과 비장으로 보내진다. 인체 내에 면역이 있는 장소는 또있다. 아가미(상부소화관), 장관, 피부

201

새로운 면역

- 흉선에서 임파구가 만들어진다.
- 임파절(악하, 액와, 서혜부), 흉선, 비장
- 외부에서 들어온 이물질, 즉 항원에 대해 싸우는 힘은 새로운 면역이 담당한다.

오래된 면역

- 누선, 이하선, 편도, 악하선, 유선, 간장, 장관, 충수, 자궁이 면역

향기파동치유요법 아로마테라피

시스템에 관여한다. 오래된 면역시스템은 체내 이상을 감시한다.

- 과립구처럼 삼켜서 처리하는 임파구도 있다.
- 흉선 이외에서 만들어진 T세포가 오래된 면역시스템으로서 작용, 1960년대 이후 간장과 장관에서도 만들어진다는 것이 밝혀졌다.
- 암, 만성병, 난치병이 오래된 면역시스템과 관련이 있다.
- 나이가 들면 오래된 면역시스템이 주도적으로 활동☞새로운 면역시스템의 중심인 흉선은 20세 무렵까지는 커지지만 그 이후에는 작아진다. 임파절, 비장도 나이가 들면서 위축, 이에 비해 오래된 면역시스템의 중심인 소화관과 간장, 외분비선의 임파구는 활발해진다.

202

질병의 원인인 스트레스를 받을 때 일어나는 체내이상은 오래된 면역이 담당한다.

면역강화를 위한 올바른 영양의 정의

- 반드시 식물 영양이어야 한다.
  동물성 단백질 섭취시 소화 분해능력이 약하며 또한 "프로스텍렌딘"이라는 호르몬이 발생하여 면역시스템을 저하시킨다.

- 건강한 식물 영양이어야 한다.

  무자극, 무독성으로 신경계를 자극하여 손상시키면 안 된다.
- 완전한 식물 영양이어야 한다.

  오렌지 속의 비타민C는 3차원의 구조로 완전한 결합구조이지
  만 화학적 추출은 1차원의 구조로 불완전하며 지속적 섭취시
  부작용을 초래한다.
- 다양한 식물영양을 섭취해야 한다.

  15가지 이상의 다양한 종류의 식물을 섭취해야 한다.
- 식물화학물질(Phytochemicals)이 많아야 한다.

  자외선이나 환경으로부터 자신의 생명을 지키기 위해 만들어
  내는 물질로 동물의 면역체계와 같은 역할을 한다.
- 세포의 손상된 DNA를 복구할 수 있는 영양이어야 한다.

🥣 세포의 구조와 안전

마음을 항상 편안하고 즐겁게 유지, 소식과 균형있는 영양섭취,
걷기, 등산 등 가벼운 유산소 운동, 화학물질, 약물오남용, 인공조
미료, 방부제, 중금속, 전자파, 자외선, 방사선, 뜨거운 열자극, 흡연,
과음 등은 세포에 독작용을 일으키고 세포구조를 파괴할 수 있다.
따라서 세포의 물질, 에너지대사, 유전자적 작용에 이상을 초래하
게 된다.

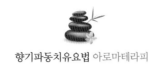

세포에 유해한 음식

인스턴트식품, 가공정제식품. 식후에 내 몸의 변화가 오는지 느낄 수 있어야 하며 피부감각을 살펴야 한다.

자기의 기호대로 부주의하게 먹는 습관은 오랜 시일이 경과되면서 인체 내 세포가 무차별 파괴당한다.

항산화작용으로 뇌세포, 뇌혈관, 심장세포, 근육의 노화를 방지하는 물질과 식품

Vitamin A(레티놀 Retinol)

• 생리적작용

- 세균감염에 대한 저항력을 높여준다.

- 점막조직과 피부조직의 건강을 돕는다.

- 안구의 건강을 도와 눈병, 야맹증, 약시를 예방한다.

- 고환의 조직을 건강하게 유지시킨다.

- 위액의 분비를 촉진시키고 단백질의 소화를 돕는다.

- 환경오염 특히, 대기오염의 피해를 막아준다.

- 모세관의 투과성을 높여 산소결합력을 촉진시킨다.

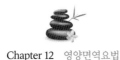

- 결핍증

  안구건조증, 각막 연화증, 야맹증, 성장정지, 비염, 구내염, 방광염, 요도염, 위염

- 중요한 공급원

  생산간유, 녹황색야채, 해조류, 토마토, 달걀노른자, 버터, 우유 등

- 과산화지질 생성억제, 눈에 영향

  - 장어, 미꾸라지, 당근, 시금치, 호박, 고구마, 고추, 녹황색채소, 버섯, 파래, 김

Vitamin B₂ : 과산화지질 생성억제 분해하여 동맥경화를 방지

- 저지방우유, 어패류, 효모, 시금치, 배아

Vitamin C : 항산화 작용으로 심장근육과 혈관내피세포, 간, 신장세포를 보호하고 출혈방지

- 감잎차, 시금치, 녹차, 고추, 연근, 레몬, 귤, 딸기

Vitamin E(토코페롤 Tocopherol) : 불포화지방산의 산화를 억제하고 중금속 축출

- 생리적작용

  - 체내에서 약43%의 산소를 절약한다.

- 불포화 지방산, 비타민A, 성호르몬 등의 산화를 방지한다.
- 혈액순환을 좋게 한다.
- 화상이나 상처의 치유를 촉진시키고 흉터를 남기지 않는다.
  ☞ 콩류, 아몬드, 해바라기씨, 잣, 식물성기름, 장어, 정어리.

비타민

비타민은 단백질, 탄수화물, 지방, 미네랄 등과 같이 체내에서 에너지원이 되거나 신체의 구성 재료로 쓰이는 영양소는 아니다. 비타민은 극히 적은 양으로 효소계에 관여하여 신진대사를 원활하게 하는 역할이다.

비타민은 보효소로서 작용한다. 이때 미네랄과 협동작용을 한다. 인간은 체내에서 비타민을 합성할 수 없고 다만 식물이나 미생물이 합성한 것을 음식물을 통해 섭취할 뿐이다. 비타민에는 물에 녹는 성질이 있는 수용성 비타민과 기름에 녹는 성질이 있는 지용성 비타민이 있는데 비타민A, D, E, K 등은 지용성 비타민이고 비타민B 복합체, C, P, U 등은 수용성 비타민에 속한다.

- 지용성 비타민 : 비타민 A, D, E, K
- 수용성 비타민 : 비타민 B_1, B_2, B6, 나이아신, 판토텐산, 엽산, 비오틴, Q
- 최근 비타민 P, B15, B17, U 등의 비타민 물질도 비타민에 첨가.

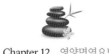

- 비타민은 모두 중요하지만 특히 항산화비타민으로 알려진 Vitamin C와 E에 주목해야 한다.

  ✿ 비타민C는 수용성이고, E는 지용성이라 체내에서 일하는 장소는 다르다. 불포화지방산의 산화를 막는 것이 비타민E이다.

Vitamin D (칼시페롤 Calciferal)

칼슘 흡수와 뼈의 침착에 필요한 비타민, 중년 여성에게 많은 골다공증 예방에 필수적이다. 자외선을 받으면 콜레스테롤을 재료로 피부에서 만들어지므로 햇볕을 자주 쬐는 사람은 필요량의 절반 정도를 보충할 수 있다.

- 생리적작용
  - 칼슘의 흡수와 침착을 돕는다.
  - 갑상선과 부갑상선의 기능을 돕는다.
  - 구루병, 충치, 골절을 예방한다.
  - 성장기의 뼈와 치아에 관여한다.
- 결핍증
  - 장기 결핍시 곱추, 충치, 골연화증, 소화의 발육부진, 근무력증
  - 주의 : 지용성 비타민 가운데서 가장축적에 의한 부작용이 큰 비타민이다.

- 중요한 공급원
  - 생선간유, 달걀노란자, 버섯, 피부에서 합성

폴리페놀

- 노화방지물질이다.
- 과일이나 채소가 갈색으로 변하는 갈변반응의 원인물질이다.
- 붉은 포도주, 녹차, 깨, 사과, 우엉, 머위, 연근 등에 많이 함유되어 있다.

핵산

- 노화방지 물질, 활성산소 억제, 신, 심, 뇌혈관세포를 보호한다.
- 콩류, 두부, 된장, 멸치, 고등어, 꽁치, 정어리, 조개류, 버섯류
- 간(肝)에서 핵산이 합성되지만 노화되면서 합성력이 떨어지므로 핵산을 함유한 음식을 섭취하여 활성산소의 피해를 줄여야한다.

글루타치온

- 맥주 효모 등에 들어있는 성분으로 간의 해독작용과 지질생성을 억제하여 지방간을 방지

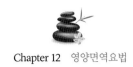

Vitamin B₁ (티아민)

- 당대사에 관여
- 예 효모, 밀기울, 굴, 표고버섯

나이아신

- 비타민B복합체
- 뇌신경계, 소화기계, 피부질환의 회복을 돕는다.
- 예 커피, 돼지고기(살코기), 닭고기(껍질벗긴것), 생선

판토텐산(B5)

- 에너지 대사에 관여하며 항체형성 촉진
- 항스트레스 작용, 나트륨 배설 촉진하여 혈압을 강하
- 예 콩류, 견과류, 마, 현미, 보리, 간 등

옥사코사놀

- 전신의 신진대사 촉진, 지구력 증진
- 철새의 수만리 비행의 원동력
- 사과와 포도의 껍질, 밀기울, 밀베아, 쌀겨

Vitamin B12

신경섬유의 수초 형성에 관여하므로 신경계에 영향, 뇌졸증으로

인한 기억력 저하, 정신혼돈, 신경통 증세에 유효

　　예 조개류, 생선, 육류(살코기), 달걀

비오틴

- 유황성분 함유 → 장내 미생물에 의해 합성. 동, 식물에 널리 분포, 특히 신(腎), 간(肝)에 다량 함유. 부족시 지방축적과 탈모현상이 일어남.

　　예 달걀, 우유, 버섯류, 채소, 과일

🜍 미네랄

　미네랄은 생체 내에서 합성되지 않으므로 반드시 식품을 통해 섭취되어야한다. 야채나 과일 등은 자라면서 토양에 함유되어있는 미네랄을 흡수하여 인간에게 제공한다. 또한, 육류나 생선류에도 미네랄을 얻을 수 있다. 미네랄은 체내에 여러 가지 생리기능을 조절, 유지하는데 중요한 역할을 한다. 체내에서 수분평행과 산, 알카리의 평행을 유지시켜주며 신체의 구성요소로서 신경전달과 내분비계에 영향을 준다.

　미네랄은 에너지의생성과 소비, 성장, 건강유지 등 우리 몸의 모든 대사작용에 관여한다.

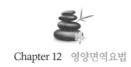

칼슘(Ca)

인체에 가장 많이 존재하는 무기질로 성인체중의 약 1.5~2%를 차지하며 그중 99%는 뼈와 치아에 존재하며 나머지 1%는 혈액, 세포외액, 근육과 기타조직에 존재하여 대사조절기능을 한다.

마그네슘(Mg)

인체에 4번째로 풍부한 미네랄이며 성인에게는 25g이 존재한다. 이중 60%정도는 골격과 치아의 구성성분이며 나머지는 혈액이나 연조직에 있다.

나트륨(Na)

세포 외액에 존재하며 체중의 약 0.15~0.2%를 차지한다. 나트륨은 칼륨과 함께 신경전도와 근육수축, 체액균형, 그리고 산, 염기균형에 중요한 역할을 하며 신장은 이들 전해질의 주요조절기관이다.

칼륨(K)

체내에 칼슘, 인 다음으로 많이 존재하는 미네랄로 나트륨의 약 2배정도가 인체에 들어있다. 칼륨은 세포내액에 주된 양이온이며 나트륨은 세포외액에 주된 양이온이다.

구리(Cu)

구리는 체내의 여러 효소의 구성성분이며 성인의 경우 약 100~150mg정도 함유하고 있다. 간, 뇌에 가장 많이 존재하며 그다음으로 심장, 신장, 췌장, 비장, 폐, 뼈, 근육 순으로 존재한다.

철분의 흡수와 이용을 돕는 구성성분이며 결합조직의 정상화, 신경전달물질, 에너지생산을 비롯하여 항산화과정과도 연관되어있다.

아연(Zn)

아연은 체내에 1.5~2.5g정도로 소량 존재하지만 생체 내 여러 효소의 구성성분으로 단백질 합성과 면역 등 여러 방면에서 중요한 역할을 담당한다.

아연은 눈과 시신경에 가장 많고 피부, 부신, 골, 뇌, 심장, 신장, 간, 근육, 전립선, 정소에도 존재한다.

212

인(P)

인의 85%는 칼슘과 결합하여 골격과 치아를 구성하며 골격 무기질 내의 인과 칼슘의 비는 1:2로 이루어져 있다. 그 나머지는 세포 내외에 존재한다.

혈액과 세포 내에서 인산은 산-염기평행을 조절하는 중요한 완충제이며 DNA, RNA등 핵산, 인지질의 구성성분이고 탄수화물의

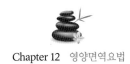

산화와 에너지대사에 관여한다. 또, 효소의 활성화및 비타민 조효소 형태로의 전환 등 세포의 기본활동에 필요한 여러 가지 기능을 수행한다.

철(Fe)

철은 헤모글로빈의 생성에 중요한 역할을 하며 두뇌의 지적능력을 유지한다. 또한 뇌의 신경전달물질에 관여하는 효소의 활성화에도 필수적이다.

망간(Mn)

체내에는 성인의 경우 약 20mg이 함유되어 있으며 간, 골격, 췌장, 뇌하수체 등에 존재하며 세포 내의 미토콘드리아에도 존재한다. 망간은 효소의 구성체로 사용되기도 하고 다른 효소를 활성화시키기도 한다. 이러한 요소로 지방산, 탄수화물, 단백질의 대사 및 합성과 관련된 효소가 대부분이다. 또한, 망간은 유리기 특히 과산화유리기로부터 세포의 손상을 막는다. 그리고 갑상선기능을 유지하는데 중요한 역할을 한다.

크롬(Cr)

크롬은 당내인성인자의 주요 활성성분으로 당대사에 중요한 기능을 한다. 크롬은 인슐린과 함께 세포에서 당흡수와 이용을 잘하게 도와주며 만약 크롬 결핍시에는 인슐린의 요구량이 증가한다. 이외에도 신경세포와 혈관질환과도 상관이 있으며 체중조절에 필수적이다.

크롬은 근육을 크게 만들고 지방을 낮추는데 도움을 준다.

셀레늄(Se)

셀레늄은 세포산화와 관련된 효소의 작용과 연관이 있으며 각종 중금속중독의 예방에 효과적이고 비타민E와 함께 염색체손상을 보호하고 유전자복구를 촉진하여 항암, 해독을 촉진한다.

붕소(B)

붕소는 칼슘대사에 영향을 미치고 에스트로겐의 효능을 가진다.

코발트(Co)

토양과 물에 주로 존재하고 고혈압, 빈혈, 파킨슨씨병, 다발성경화증, 신경정신질환의 치료에 잘 반응하는 것으로 알려져 있다.

몰리브덴(Mo)

몰리브덴은 불소침착으로 인한 치아문제치료에 유용한다고 알려져 있다. 이것은 물에도 포함되어 있지만 광산업, 제분, 윤활유, 페인트, 화학비료, 스테인레스 강철 등을 사용하는 직업적 노출이 주로

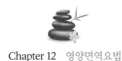

문제가 된다. 과다시 뼈 속의 칼슘의 이동을 방해한다. 따라서 인대
와 같은 결합조직의 탄력성을 감소시키고 관절통을 유발할 수 있다.

황(S)

황은 육류 등 단백질을 통해서 충분히 섭취되며 중금속의 예방에
효과적이고 결핍시 머리카락, 손톱, 발톱의 연화에 관여한다.

🥣 영양과 건강

여러 질환의 예방을 위해서는 식사를 할 때 적당한 양의 셀레늄,
베타카로틴, 비타민C, E를 섭취해야 한다. 항산화성분이기도 한 이
영양소들은 당근, 케일, 시금치, 방울양배추, 브로콜리, 해바라기씨,
순무에 많이 들어있다.

지방은 결장암, 유방암과 밀접한 상호관련을 맺고 있으며 식사와
암에 대한 연결고리를 찾는다면 영양결핍과 지방의 구성 상태이다.

건강은 균형이다. 육체적, 정신적 균형을 잘 맞춰야 하고, 면역,
호르몬의 균형도 잘 유지해야 한다. 균형이 깨지면 모든 것이 깨지
게 되어 있다. 이런 정신적인 부분도 잘 조절하기 위해서는 최적의
영양공급이 필요하다.

면역균형으로 건강하고 행복한 삶을 영위할 수 있도록 노력해야
할 것이다.

향기파동치유요법
아로마테라피

참고문헌

- 강길전외 : 양자의학 새로운 의학의 탄생, 돈을새김, 2014.
- 김동하 : 500세프로젝트, 한올출판사, 2020.
- 김동하 : 대체의학개론, 도서출판동우, 2009.
- 김동하 : 보완대체의학개론, 한올출판사, 2010.
- 김동하 : 장수유전자스위치를켜라, 한올출판사, 2020.
- 김문주 외 : 아로마테라피, 청구문화사, 2008.
- 몬티라이먼 : 피부는 인생이다. ㈜로크미디어.
- 안홍석 외 : 아로마테라피 솔루션, 정담, 2006.
- 이인모 외 : 해부생리학, 수문사, 2018.
- 이한기 외 : 인체해부생리학, 수문사, 2012.
- 최미경 : 아로마테라피가이드, ㈜J&C벤자롱, 2015.
- 하혜정 외 : 임상아로마테라피, 현문사, 2003.
- 한국해부생리학교수협의회 : 인체해부학, 현문사, 2002.

저자소개

김동하
- 한의학, 보건학박사
- 신바이오생명과학연구소장
- 국제통합의학인증협회장
- 국제통합의학박람회 조직위원
- KBS 건강상식바로잡기 외 다수 출연

김지나
- 대체의학 석사
- 대체의학 박사수료
- 명인자연치유학회 학술위원
- 피부 비만 코디네이터
- 대한난치성예방협회 전문강사

정광례
- 아로마테라피스트
- (전)사단법인 국제웰빙 지도자 아카데미 임원, 수석강사
- 면역다이어트 아카데미 수석강사
- 경상북도 장애인복지관 힐링 아카데미 서포트즈
- 부산 커뮤니티 문화센터 생활아로마 재능기부

최양아
- 아로마테라피스트
- 건강관리사
- 해독마스터코치
- 심리상담사

정서희
- 아로마테라피스트
- 다이어트 프로그래머
- 해독마스터코치
- 건강관리사

정현숙
- 아로마화장품 전문강사
- 면역건강 다이어트 코치
- 창업 컨설턴터

향기파동치유요법
아로마테라피

초판 1쇄 인쇄 | 2020년 12월 15일
초판 1쇄 발행 | 2020년 12월 20일
지은이 | 김동하·김지나·정광례·최양아·정서희·정현숙
발행인 | 임순재
발행처 | (주)한올출판사
등록번호 | 제11-403호
주소 | 서울시 마포구 모래내로 83(성산동 한올빌딩 3층)
전화 | 02-376-4298(대표)
팩스 | 02-302-8073
홈페이지 | www.hanol.co.kr
e-메일 | hanol@hanol.co.kr
캘리그라피 | 임옥선·김지혜

ISBN   979-11-6647-004-2